解码结核病

泌尿生殖系统结核病

甄利波　鲍志坚　主编

Tuberculosis of Genitourinary System

浙江省疾病预防控制中心
浙江省中西医结合医院（杭州市红十字会医院）
浙江省防痨协会
组织编写

浙江科学技术出版社 · 杭州

图书在版编目(CIP)数据

泌尿生殖系统结核病 / 浙江省疾病预防控制中心，浙江省中西医结合医院（杭州市红十字会医院），浙江省防痨协会组织编写；甄利波，鲍志坚主编. —杭州：浙江科学技术出版社，2023.12

（解码结核病）

ISBN 978-7-5739-0892-6

Ⅰ.①泌…　Ⅱ.①浙…　②浙…　③浙…　④甄…　⑤鲍…　Ⅲ.①泌尿生殖系统－泌尿系统疾病－结核病－诊疗　Ⅳ.①R527

中国国家版本馆CIP数据核字（2023）第203909号

书　　名	解码结核病　泌尿生殖系统结核病
组织编写	浙江省疾病预防控制中心　浙江省中西医结合医院（杭州市红十字会医院）　浙江省防痨协会
主　　编	甄利波　鲍志坚

出版发行	**浙江科学技术出版社**
	杭州市体育场路347号　邮政编码：310006
	办公室电话：0571-85176593
	销售部电话：0571-85176040
排　　版	杭州兴邦电子印务有限公司
印　　刷	杭州高腾印务有限公司

开　　本	880 mm×1230 mm　1/32	**印　　张**	4.25
字　　数	71千字		
版　　次	2023年12月第1版	**印　　次**	2023年12月第1次印刷
书　　号	ISBN 978-7-5739-0892-6	**定　　价**	48.00元

责任编辑	唐　玲　陈淑阳	**责任校对**	赵　艳
责任美编	金　晖	**责任印务**	吕　琰
插　　图	张勐媛		

如发现印、装问题，请与承印厂联系。电话：0571-57898610

编写委员会

丛书主审　王　桢　蒋健敏

丛书总主编　王晓萌　陈　彬

丛书副主编　潘军航　詹　强　李柏颖

组织编写　浙江省疾病预防控制中心

浙江省中西医结合医院(杭州市红十字会医院)

浙江省防痨协会

主　　编　甄利波　鲍志坚

副 主 编　张文瑜　郭意男　王慧杰

编写人员　甄利波　鲍志坚　张文瑜　郭意男　王慧杰

李柏颖　徐亚萍　郝思达　崔岩飞　韩益明

前　言 PREFACE

结核病是一种古老的疾病，已伴随人类几千年。在德国出土的新石器时代人类遗骸中就发现了颈椎结核的存在，中国湖南长沙马王堆汉墓中的辛追夫人生前可能也患有肺结核。

曾经的“白色瘟疫”

结核病在我国古代被称为“痨病”，而肺结核被称为“肺痨”。东汉著名医学家张仲景的《金匮要略》中就有“虚劳”“马刀”“侠瘿”的记载，它们分别是晚期结核病、腋下淋巴结结核、颈部淋巴结结核的症状，但中医一直没有治疗结核病的有效方法。

结核病患者往往面色苍白或潮红，身体娇弱纤瘦，近代西方文人曾经追捧这种病态。实际上，结核病的危害是巨大的，它可以导致患者消瘦、乏力，甚至丧失劳动能力，同时其传染性还会给社会带来沉重的负担。由于大多数结核病患者面色苍白，身体消瘦、乏力，结核病还曾被冠以“白色瘟疫”之名，被认为是不治之症。

从古至今的斗争

自古以来，民间出现了无数治疗结核病的偏方。现在看来，这些偏方甚至有点儿荒唐，其中又以鲁迅先生笔下治疗肺痨的血淋淋的人血馒头尤其让人触目惊心。实际上，18世纪以前，人类在与结核病的斗争中一直是失败的，因为人类一直没有正确认识结核病。公元前的古希腊医学家希波克拉底认为结核病是最常见的致死性疾病，并警告医者远离晚期结核病患者。

1546年，一位意大利医生提出现代传染病理论，认为结核病是由肉眼看不到的微粒引起的。到了17世纪，医生通过对尸体的解剖，认识了结核结节。1720年，一位英国医生推测结核病是由一种微小生物引起的，认为与结核病患者接触后就会发生感染。1839年，一位德国医学教授将该疾病命名为“结核病”。1865年，一位法国军医证实了结核病能通过人传染给牛和兔子，并在兔子之间传播。直到1882年，德国医学家罗伯特·科赫通过显微镜发现了结核分枝杆菌，才认识到结核病的元凶是这小小的细菌。因为1882年3月

24日为宣布发现结核分枝杆菌的日子，所以每年的3月24日被定为“世界防治结核病日”。

发现了结核分枝杆菌，即吹响了向结核病进攻的号角。1921年，法国科学家卡尔梅特和介朗成功试制出预防结核病的卡介苗，使人类看到了一丝胜利的曙光。但第一种战胜结核病的武器——链霉素则出现在1943年。1945年，美国生物学家瓦克斯曼与梅奥诊所的医生合作，用链霉素治疗结核病并取得成功。后来，由于异烟肼、利福平等药物的相继问世，以及20世纪70年代提出的短程化疗的成功，结核病曾一度得到有效控制。

新形势下的新问题

20世纪后期，由于人口流动、贫困人口增加、艾滋病传播等因素，结核病再次成为一个严重的世界性问题。世界卫生组织（WHO）于1993年宣布全球处于结核病紧急状态，于1998年再次提出：遏制结核病行动刻不容缓。实际上，全世界有近1/3的人（约20亿人）感染过结核分枝杆菌，80%的结核病感染者集中在印度、中国、南非、俄罗斯、秘鲁等22个国家。

2020年发布的全球结核病报告显示，在全球8个结核病高负担国家中，中国排第三。2020年发布的研究报告显示，我国15岁以上人群结核潜伏感染率为20.3%，估算约有2.5亿人曾感染结核分枝杆菌，我国每年新发的结核病患者为83.3万例，每年约有3万人死于结核病，因此我国结核病防控形势依然严峻。

特别要指出的是，抗结核药物作为抗生素，长期持续应用的话，会不可避免地出现耐药现象。随着近年来耐药结核病（对常用抗结核药物耐药）患者的增多，结核病的控制难度大大增加。目前，结核病的防治得到世界范围内的重视，世界卫生组织提出：到2035年终止结核病，将发病率降到十万分之十以内，到2050年最终消灭结核病。目标美好，但任重道远，为了达到这个目标，提高全民对结核病的认知势在必行。

结核病就在身边

很多结核病患者确诊后会有诸多疑问："我怎么会得结核病？我一点儿症状也没有啊，既不咳嗽，也不发热。""结核病不是已经被消灭了吗？""怎么骨头也会得结核病？"……大家都听说过结核病，但往往没有深入了解过，对结核病既熟悉又陌生，甚至很可能由于记忆偏差，把结核病和麻风等濒于绝迹的疾病相混淆，所以对结核病有这么多疑问。

实际上，结核病就在我们身边，它并不遥远，但很容易被我们忽视。认识结核病，了解结核病，对自身以及整个社会的结核病控制非常重要。曾有一位患者痛心地说："建议医务人员联名请求卫生部门，禁止人们随地吐痰。"他在得结核病之后，了解到结核病的传播途径，意识到"禁止随地吐痰"的重要性。其实我们从小就被教导"不要随地吐痰"，但有多少人能真正意识到它的重要性呢？

因此，让民众正确认识结核病、提高全民对结核病的认知已成为结核病防治的当务之急。

除了毛发、指甲外，人体的其他部位都会感染结核分枝杆菌，从而导致发病。"解码结核病"系列丛书针对目前常见的结核病展开论述，共有《解码结核病　呼吸系统结核病》《解码结核病　消化系统结核病》《解码结核病　泌尿生殖系统结核病》《解码结核病　中枢神经系统、淋巴系统结核病》《解码结核病　骨结核病》5册。

本书主要介绍泌尿生殖系统结核病，从泌尿生殖系统结核病的常见临床表现着手，相对深入地解释了泌尿生殖系统结核病的发病机制、常用的检查手段和意义，以及泌尿生殖系统结核病的治疗方法，最后就泌尿生殖系统结核病的预防、预后以及读者关心的问题进行了阐述或解答。

目　录 CONTENTS

第1章　认识泌尿生殖系统结核病　1

第一节　结核病的元凶——结核分枝杆菌　7

第二节　泌尿系统结核　12

第三节　男性生殖系统结核　17

第四节　女性生殖系统结核　20

第2章　泌尿生殖系统结核病的相关检查手段　25

第一节　泌尿系统结核的相关检查手段　27

第二节　男性生殖系统结核的相关检查手段　39

第三节　女性生殖系统结核的相关检查手段　46

第3章　泌尿生殖系统结核病的诊断过程　55

第一节　泌尿系统结核的诊断　57

第二节　男性生殖系统结核的诊断　61

第三节　女性生殖系统结核的诊断　64

第4章　泌尿生殖系统结核病的治疗方法 69
第一节　药物治疗 71
第二节　治疗期间的检查 79
第三节　并发症的治疗 81
第四节　营养治疗 86
第五节　泌尿生殖系统结核病的预后 88
第六节　辅助生殖技术在泌尿生殖系统结核病中的应用 90

第5章　泌尿生殖系统结核病的日常生活指导 95
第一节　泌尿生殖系统结核病患者的“衣”与“食” 97
第二节　泌尿生殖系统结核病患者的“住”与“行” 99

第6章　结核病的预防 103
第一节　卡介苗接种 105
第二节　结核潜伏感染 107
第三节　结核潜伏感染的高危人群和重点人群 110
第四节　结核潜伏感染的预防性治疗 112
第五节　泌尿生殖系统结核病的高危因素 115

附录　泌尿生殖系统结核病常见问题 117

第 1 章

认识泌尿生殖系统结核病

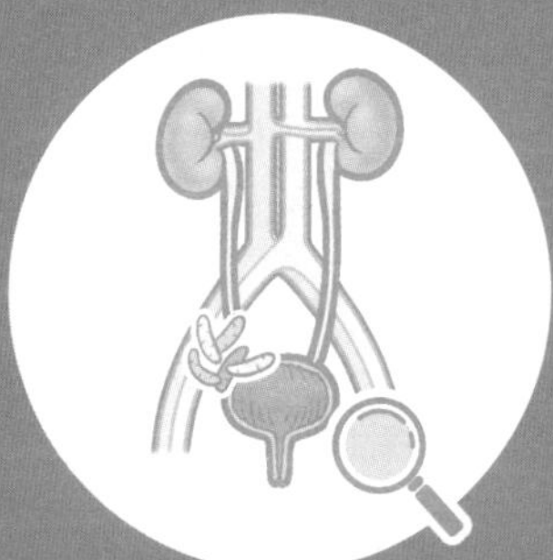

泌尿生殖系统结核病是指发生在人体泌尿系统及生殖系统的结核病。泌尿系统由肾脏、输尿管、膀胱和尿道等组成，其主要功能是排出机体新陈代谢过程中产生的废物和多余的水分（尿液），以保持机体内环境的平衡和稳定。

泌尿系统结构示意图

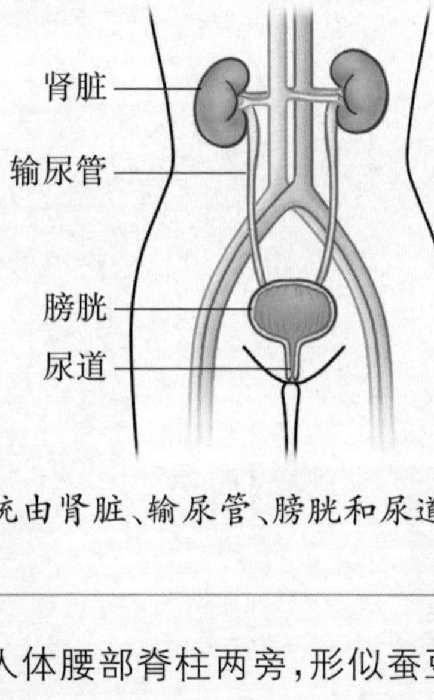

泌尿系统由肾脏、输尿管、膀胱和尿道等组成。

肾脏位于人体腰部脊柱两旁，形似蚕豆，起类似过滤器的作用，即血管内的血液经肾脏“过滤”后形成尿液，尿液通过输尿管输送至膀胱暂时储存。通常正常成年人的膀胱容量是350～500 ml。当膀胱内的尿液逐渐充盈后，尿液会刺激膀胱颈部的感受器，使之出现反射性反应，将感受反射到大脑，让人感受到有尿液需要排出，并通过控制膀胱肌肉的收缩和舒张排出尿液。尿液经由尿道排出体外。男性尿道上起自膀胱的尿道内口，下止于阴茎头的尿道外口。男性射精管也开口于尿道，因此男性尿道同时具有排精和排尿功能。女性尿道上起自膀胱的尿道内口，下止于尿道外口，位于阴道口的前方、阴蒂的后方。

泌尿系统中最常见、最易发生结核病的器官是肾脏。肾脏内血管极为丰富，肾结核多由肺部的结核分枝杆菌经血行播散引起。如果肾结核患者没有得到及时的诊治，含有结核分枝杆菌的尿液下行向输尿管、膀胱及尿道播散，则出现输尿管结核、膀胱结核及尿道结核，甚至男性生殖系统也会受累。

人体的生殖系统包括内生殖器和外生殖器两部分。内生殖器由生殖腺、生殖管道和附属腺组成，外生殖器则以两性交媾器官为主。生殖系统具有繁衍后代等功能。

在男性生殖系统中，内生殖器包括生殖腺（睾丸）、输精管道（附睾、输精管、射精管、尿道）和附属腺（精囊、前列腺、尿道球腺）。睾丸产生精子，分泌雄激素。精子先储存在附睾内，然后通过输精管、射精管和尿道排出体外。精囊、前列腺和尿道球腺的分泌液是精液的组成部分，给精子提供营养，有利于精子的活动。男性外生殖器包括阴囊和阴茎，阴囊能够容纳睾丸和附睾，阴茎是男性交媾器官。男性生殖系统结核中最常见的是睾丸及附睾结核，另外也包括前列腺结核、精囊结核、输精管结核、阴茎结核。

男性生殖系统结构示意图

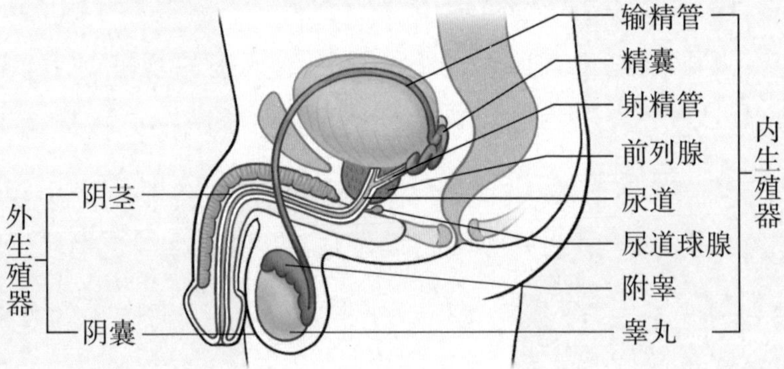

男性生殖系统包括内生殖器和外生殖器两部分。

在女性生殖系统中，内生殖器包括生殖腺（卵巢）和输送管道（输卵管、子宫和阴道）；外生殖器即外阴，包括阴阜、大阴唇、小阴唇、阴蒂和阴道前庭。卵巢是产生卵子并排卵和分泌雌激素的器官。卵子成熟后从卵巢排出，经输卵管腹腔口进入输卵管，在输卵管内与精子相遇并完成受精。受精卵通过输卵管蠕动及纤毛摆动迁徙至子宫腔，植入子宫内膜，发育成胎儿。分娩时,胎儿由子宫口经阴道娩出。女性生殖系统结核包括卵巢结核、输卵管结核、子宫内膜结核、宫颈结核、盆腔腹膜结核、外阴和阴道结核。

女性生殖系统结构示意图

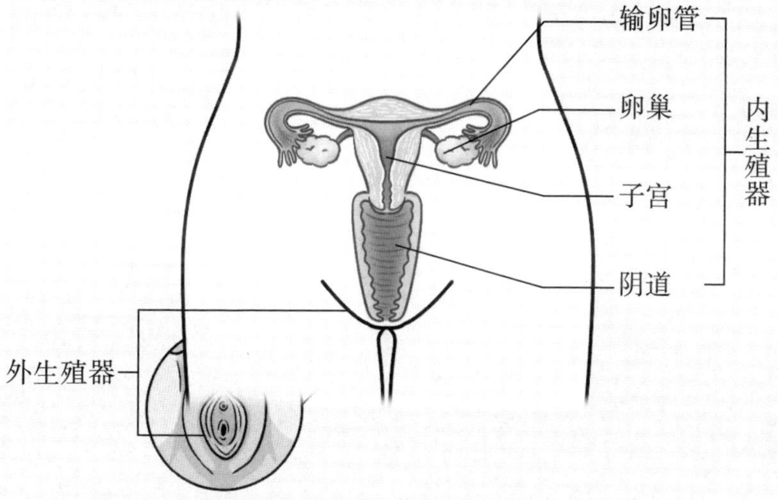

女性生殖系统也包括内生殖器和外生殖器两部分。

泌尿系统和生殖系统的解剖位置相近,男性的部分孔道甚至互通,发生病原体感染时可能两个系统同时感染,或者两个系统的感染相互影响,一个系统的感染极易蔓延至另一个系统,且两个系统出现炎症时症状和体征也有相近之处。因此,本书将发生在这两个系统的结核病放在一起讲解。

本书主要介绍泌尿生殖系统结核病,包括泌尿系统结核、男性生殖系统结核和女性生殖系统结核。

第一节 >>>

结核病的元凶——结核分枝杆菌

首先简单认识一下结核病的元凶——结核分枝杆菌。结核分枝杆菌，简称结核杆菌，在细菌分类学上属厚壁菌门裂殖菌纲放线菌目分枝杆菌科分枝杆菌属。

结核杆菌抗酸染色后的形态

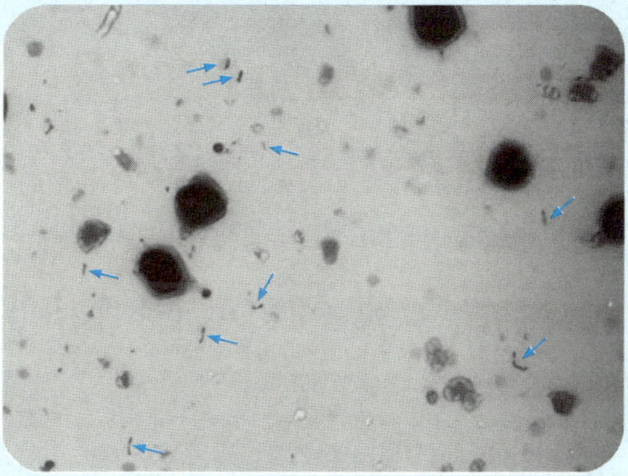

用抗酸染色法染色后，结核杆菌在光学显微镜下的典型形态是略弯曲的细长杆状。图中箭头指示的就是结核杆菌。

结核分枝杆菌可分为人型结核分枝杆菌、牛分枝杆菌、非洲分枝杆菌、田鼠分枝杆菌，其中引起人类结核病的主要为人型结核分枝杆菌。

结核杆菌的特点

我们先简要了解一下这个“元凶”的一些特点。大家一定要牢牢地记住这些知识点，所谓“知己知彼，百战不殆”，只有了解结核杆菌的特点，才能更好地理解后面涉及的检查方法以及治疗方法，从而更好地理解医生的意图，并积极配合医生进行治疗。结核杆菌主要具有以下几个特点：

不易着色

结核杆菌细长，略弯曲，两端圆钝，分枝生长，染色时一般不易着色，但经过加温或者延长染色时间而着色后，又能抵抗强脱色剂盐酸酒精的脱色，故又称抗酸杆菌。临床上，当医生怀疑患者感染了结核杆菌时，首先会让患者做痰涂片抗酸染色（这项检查利用了结核杆菌的抗酸特性）。我们平时在痰涂片抗酸染色的检验单里看到的“1＋”“2＋”是指在显微镜下观察到的结核杆菌的数量。“＋”前的数字越大，说明显微镜下所观察到的结核杆菌越多，换句话说，就是患者的传染性越强。在这里要提醒一下，做痰涂片抗酸染色时未观察到结核杆菌并不代表患者没有传染性。若样本中结核杆菌数量相对较少，则做痰涂片抗酸染色时可能不易观察到结核杆菌。

生长缓慢

结核杆菌生长缓慢，培养4～6周后才能出现肉眼可见的菌落，所以培养检查报告一般要在2个月后出来。如果还要做药敏试验，则出报告的时间需要再往后延1个月，这给实际的临床工作带来了极大的不便。

抗干燥、寒冷、酸、碱，但不耐热

结核杆菌生长缓慢，但其抵抗力强，对干燥、寒冷、酸、碱有较强的抵抗力，在阴湿环境中也能存活数月之久。但它不耐热，经过焚烧即可被杀灭，且能在3分钟内被70%的酒精杀灭。另外，煮沸5分钟或用紫外线照射30分钟也能有效杀灭结核杆菌。

知道结核杆菌的这些特点，有助于我们开展临床及日常的消毒、隔离工作。焚烧、喷洒酒精、煮沸以及紫外线照射都是消毒灭菌的有效手段。

结核病传播的三要素

当我们谈到一种传染病的时候，首先会从传染源、传播途径、易感人群这三个方面对其进行大致介绍。这三个方面被称为传染病传播的三要素。结核病作为一种传染病，也有三要素。

传染源

泌尿生殖系统结核病的传染源主要为肺结核患者，尤其是痰涂片抗酸染色阳性患者。肺外结核患者一般无传染性，因此在结核病的防治过程中，对肺结核患者采取相应的隔离措施显得尤为重要。

传播途径

结核病的传播途径主要为呼吸道传播（常见的是飞沫传播）。活动性肺结核患者吐痰或者大声说话都可能导致带有结核杆菌的飞沫飘浮在空气中。这些结核杆菌被易感者吸入的话就可能导致结核感染。其他传播途径还有消化道传播，如饮用未消毒的牛奶可导致肠结核，但这种现象现在比较少见。泌尿生殖系统结核病绝大多数继发于肺结核（由血行播散而来），或由骨结核、肠结核播散而来。性接触有可能引起原发性生殖系统结核，但这种现象少有报道。

易感人群

人群普遍易感，老年人、幼儿、免疫力低下者更容易感染结核杆菌。

第二节 >>>

泌尿系统结核

1%～4%的肺结核患者有泌尿生殖系统结核病，男性泌尿系统结核多见，有50%～70%的男性肾结核患者同时合并生殖系统结核。

感染是如何发生的

泌尿系统结核绝大多数继发于肺结核，即肺部的结核杆菌可以经血液循环到达肾脏，引起结核感染，进而随着尿液下行，引起输尿管结核、膀胱结核和尿道结核。

结核杆菌是如何致病的

结核杆菌随血液循环到达肾脏，此时可以在尿液中找到结核杆菌。当然，肾脏感染结核杆菌后不一定会发展为肾结核。当播散到肾脏的结核杆菌量少、毒力较弱，以及局部免疫力较好时，大多数病灶能够自行愈合而不出现症状，结核杆菌只定植在肾脏。当机体抵抗力下降，局部环境适合结核杆菌生长、繁殖时，定植在肾脏的结核杆菌就可以大量繁殖，导致肾脏组织被破坏。当播散到肾脏的结核杆菌量大、毒力强时，结核杆菌可以直接引起肾脏病变，并引发泌尿系统临床症状。肾结核病灶中的结核杆菌可以随着尿液播散至输尿管，输尿管结构被结核杆菌破坏后可出现输尿管狭窄。病变也可累及膀胱，导致对侧输尿管口狭窄，进而引起肾积水，甚至整个膀胱挛缩。结核杆菌感染尿道后也可引发尿道狭窄。

泌尿系统结核常见的临床表现

泌尿系统结核早期主要病变在肾脏，此时往往无任何临床症状，因此难以被发现。尿液检查结果可能显示异常，如尿液呈酸性，有少量蛋白质，红细胞、白细胞计数升高，可在尿液中找到抗酸杆菌。随着病情的进展，患者可以出现以下症状：

尿频、尿急、尿痛

尿频、尿急、尿痛往往是泌尿系统结核患者就诊时的主诉。尿频以夜尿增多较为明显，主要是因为含有结核杆菌的

泌尿系统感染结核杆菌

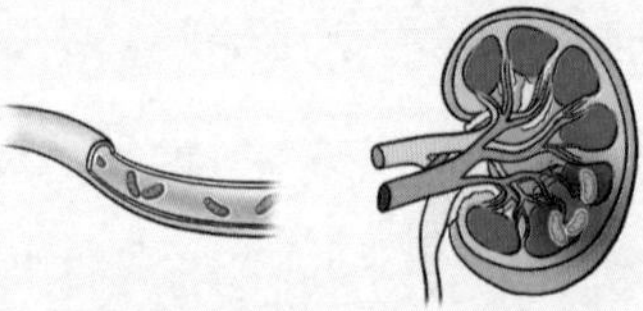

❶ 结核杆菌随血液循环到达肾脏，导致肾脏组织被破坏，并出现泌尿系统临床症状。

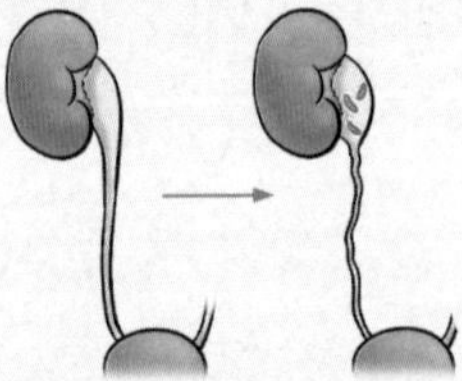

❷ 结核杆菌随尿液播散至输尿管，输尿管结构被破坏后可出现输尿管狭窄。

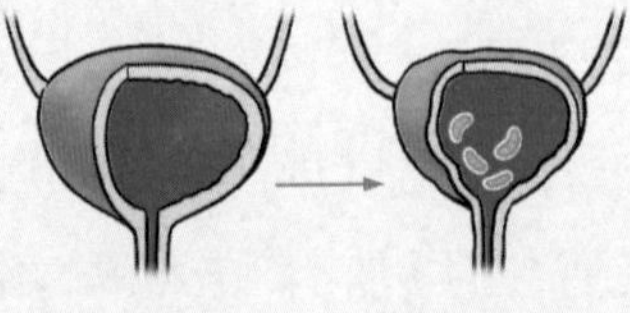

❸ 病变累及膀胱，导致对侧输尿管口狭窄，进而引起肾积水，甚至整个膀胱挛缩。

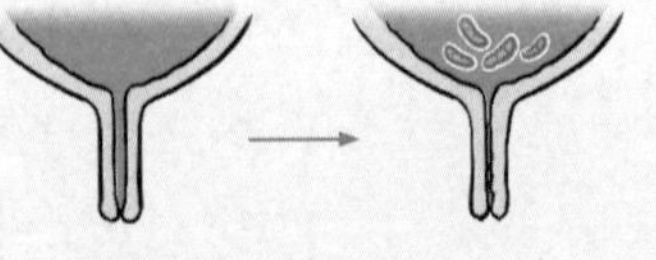

❹ 结核杆菌感染尿道后也可导致尿道狭窄。

脓尿刺激膀胱，引起膀胱收缩增强。如果病变蔓延导致膀胱结核，则尿频更甚，排尿时有灼热感，儿童可因排尿剧痛而不敢排尿，导致尿潴留。晚期肾结核患者由于结核杆菌刺激出现膀胱炎症，组织的反复损伤、修复致使膀胱壁失去正常弹性，膀胱容量显著缩小（即膀胱挛缩）。此时患者尿频、尿急加重，可表现为一日排尿数十次，甚至尿失禁。

血尿、脓尿

结核感染可导致膀胱出现炎症、溃疡。当膀胱收缩时溃疡出血，可表现为排尿快结束时出现血性尿液，即终末血尿。这种情况多在尿频、尿急、尿痛症状之后出现。也有部分患者，因结核杆菌仅累及肾脏，未引起结核性膀胱炎，排出的均为血性尿液，即无痛性全程血尿，无尿频、尿急、尿痛症状。脓尿即尿液呈米汤样浑浊，并含有碎屑或絮状物，由感染的肾脏排出坏死物质所致。

排尿障碍

结核感染引起尿道炎症、尿道狭窄时，表现为排尿困难、尿线变细、射程短、排尿无力。

疼痛和肿块

肾结核患者一般不会出现明显的腰痛症状和肿块，但病变严重时可出现腰部钝痛、绞痛、压痛或叩击痛，可触及肿块。

全身症状

泌尿系统结核全身症状多不明显。如果结核杆菌量较多、病程较长，导致肾脏破坏严重，患者可出现发热、乏力、盗汗、食欲减退、消瘦的全身症状，以及水肿、贫血、恶心、呕吐、少尿或无尿等肾功能不全的症状。

其他

肾结核可导致肾周脓肿、皮肤破溃，使得病灶与皮肤表面相通的管道（即窦道）。膀胱结核可向邻近的组织器官蔓延，形成膀胱结肠瘘或膀胱阴道瘘，甚至穿透腹腔，若此时尿液流入腹腔，则会引起急性腹痛。另外，泌尿系统结核也可以累及男性生殖系统，导致男性生殖系统结核。

第三节 >>>

男性生殖系统结核

男性生殖系统包括前列腺、精囊、睾丸、附睾、输精管以及尿道海绵体(阴茎)等,故男性生殖系统结核包括前列腺结核、精囊结核、睾丸结核、附睾结核、输精管结核、阴茎结核等,其中睾丸结核和附睾结核多见。

感染是如何发生的

男性生殖系统结核的感染途径有两种:一是血行播散,绝大多数结核杆菌是由呼吸道进入机体的,当机体免疫力低下时,可以引发肺结核,肺结核病灶中的结核杆菌可以经血液循环播散至生殖系统;二是尿路感染,由于男性射精管开口于尿道前列腺部,在泌尿系统结核的基础上,含有结核杆菌的尿液可以经射精管逆行至生殖系统。

男性生殖系统结核的两种感染途径

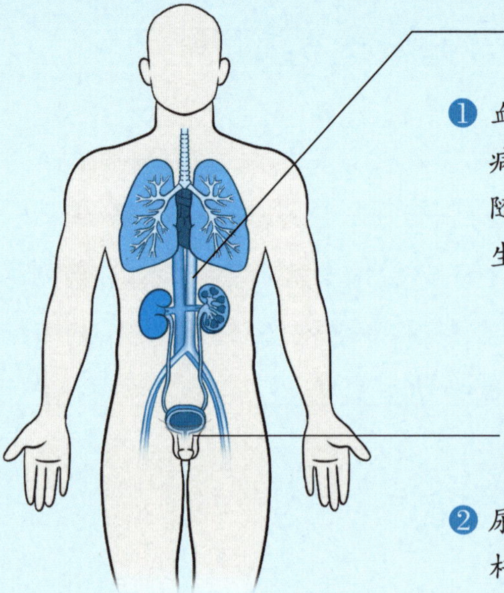

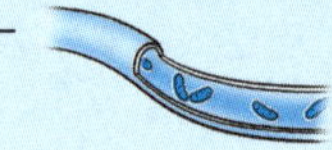

❶ 血行播散：肺结核病灶中的结核杆菌随血液循环播散至生殖系统。

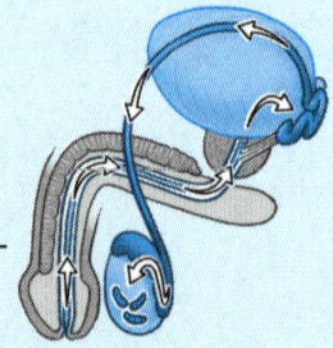

❷ 尿路感染：含有结核杆菌的尿液经射精管逆行至生殖系统。

男性生殖系统结核的临床表现

发生在不同部位的结核病，临床表现是不一样的。

附睾结核和睾丸结核的临床表现

男性生殖系统结核中以附睾结核最多见。一般病情发展缓慢，症状轻微，附睾逐渐肿大，疼痛不明显，偶有下坠感或轻微隐痛。个别患者感染的结核杆菌量多、毒力强，起病急骤，表现为高热、疼痛、阴囊迅速肿大。在炎症消退后，出现硬结、皮肤粘连，以及病灶与皮肤表面相通的窦道，且经久不愈。双侧附睾结核可以导致不育。

前列腺结核和精囊结核的临床表现

前列腺结核和精囊结核多无明显的症状，早期可表现为会阴部（阴囊根部与肛门之间）不适，可出现血性精液，或精液减少、射精疼痛、会阴部破溃流脓等症状。

输精管结核和阴茎结核的临床表现

结核杆菌感染输精管，可导致输精管狭窄、梗阻，精子无法下行排出，患者将失去生育能力。阴茎结核可表现为龟头结节及慢性溃疡，一般患者无明显的疼痛，但慢性溃疡难以愈合。

第四节 >>>

女性生殖系统结核

女性生殖系统结核是指由结核杆菌引起的女性生殖系统疾病，包括卵巢结核、输卵管结核、子宫内膜结核、宫颈结核、盆腔腹膜结核、外阴和阴道结核。

感染是如何发生的

生殖系统结核多继发于身体其他部位的结核病，潜伏期可长达数年，病程缓慢，常因患者无明显症状而被忽视。多数患者出现生殖系统结核时，其原发部位的病灶大多已经痊愈。女性生殖系统结核的感染途径包括：

血行播散

血行播散是结核病最为常见的传播途径。结核杆菌通过呼吸道感染肺部后，可在短时间内通过血行播散感染生殖系统。输卵管的组织构造有利于结核杆菌的潜伏，结核杆菌一般先侵犯输卵管（常常双侧受累），然后依次播散至子宫内膜、卵巢、宫颈、阴道、外阴，并可以侵犯腹膜。

直接蔓延

腹腔与盆腔相邻，因此腹腔脏器结核可以直接蔓延至生殖系统。

其他

通过淋巴系统感染的生殖系统结核较少见。可由未经消毒的生牛奶感染消化道，进而通过淋巴管感染生殖器。性接触感染也比较少见，如男性泌尿生殖系统结核病患者通过性生活使其性伴侣感染，出现原发性外阴结核或宫颈结核，但这种情况极罕见。

女性生殖系统结核的临床表现

不孕或流产

多数女性生殖系统结核患者是因为不孕而被发现的。结核杆菌感染输卵管可致输卵管管腔阻塞或者管腔运输功能丧失，子宫内膜结核可妨碍受精卵的着床与发育等，从而导致不孕或流产。

女性生殖系统结核的感染途径

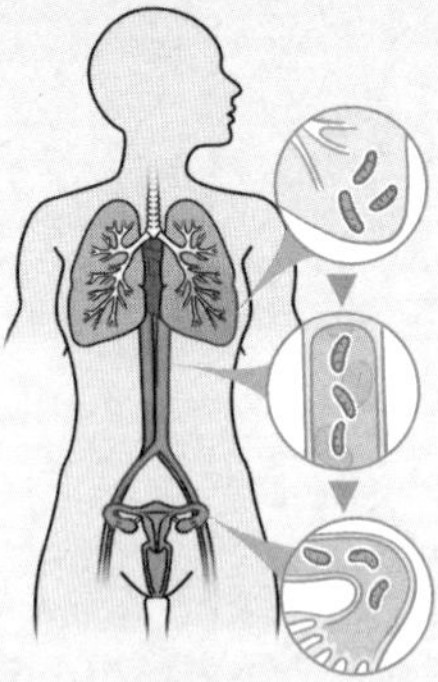

❶ 血行播散：结核杆菌通过呼吸道感染肺部后，再通过血液循环感染生殖系统。

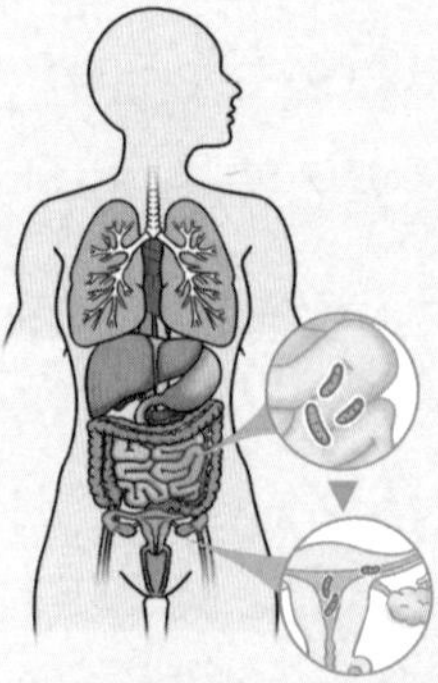

❷ 直接蔓延：腹腔与盆腔相邻，腹腔脏器结核可直接蔓延至生殖系统。

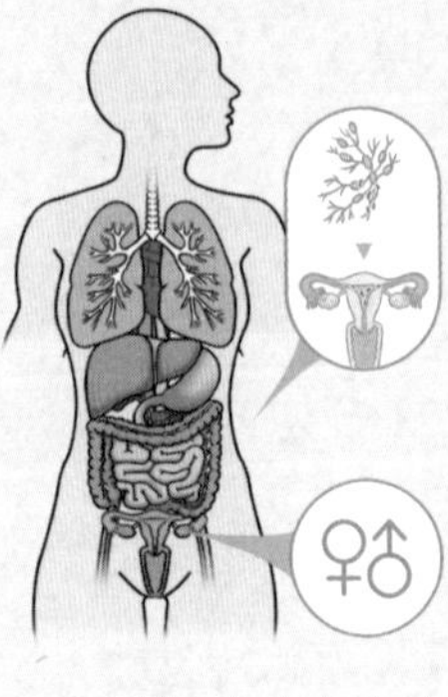

❸ 其他：由淋巴系统感染、性接触感染等引起生殖系统感染，但这类情况较少见。

下腹疼痛

表现为下腹部不同程度的疼痛，常于性生活、运动后及经期加重。

月经失调

早期由于结核杆菌感染子宫内膜，子宫内膜充血或溃疡，可表现为月经量过多、非经期出血或经期延长；晚期子宫内膜遭到不同程度的破坏后，出现纤维化和瘢痕，导致宫腔粘连，表现为月经稀少，甚至闭经。

阴道分泌物增多或出血

结核杆菌侵犯子宫内膜或宫颈，可导致阴道分泌物增多、接触性出血，阴道分泌物可呈脓性或脓血性。绝经女性可发生绝经后出血。

全身症状

女性生殖系统结核患者可以有结核病的一般症状，如低热、盗汗、全身乏力、食欲减退、体重减轻等，而有些患者全身症状不明显。

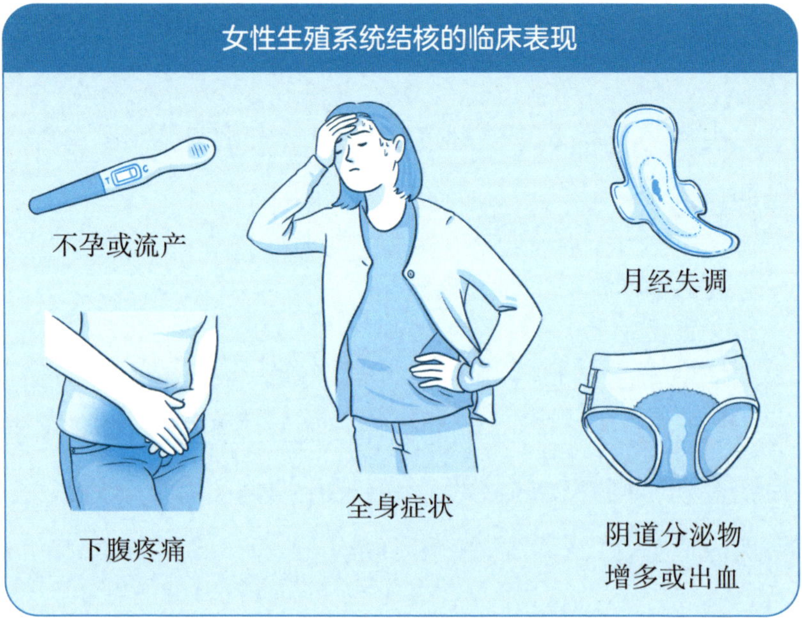
女性生殖系统结核的临床表现
不孕或流产
月经失调
全身症状
下腹疼痛
阴道分泌物
增多或出血

第 2 章

泌尿生殖系统结核病的相关检查手段

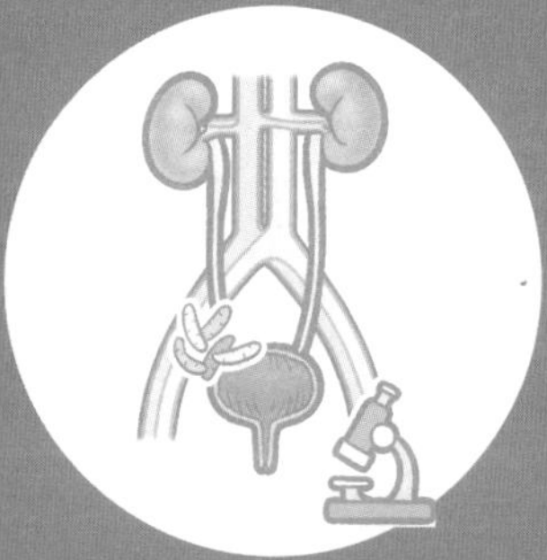

第一节 >>>

泌尿系统结核的相关检查手段

在这一节，我们将了解泌尿系统结核诊断过程中可能会用到的各种检查手段。患者在面临各种检查手段的时候，往往会困惑不解。在本节内容开始之前，要提前说明一点：结核病的诊断是一个综合过程，绝不单单依靠某项具体的化验结果。医生需要在详细询问流行病史、进行体格检查的基础上，综合分析各项化验结果、检查结果后才能做出正确的诊断。所以，在临床上，医生往往会用多种检查手段对样本进行检测。

尿常规检查

泌尿系统疾病患者进行早期诊断时最简便的化验即尿常规检查，该检查无创，样本容易获取，可重复性较高，通过分析尿液的酸碱度，尿液中有无蛋白质、红细胞及白细胞等可以初步评估疾病的倾向性，但无法确诊。泌尿系统结核患者尿常规检查结果显示尿液呈酸性，尿液中有蛋白质、红细胞和白细胞。尤其是无症状的患者，当尿常规检查结果异常时需进一步完善检查，以确定有无泌尿系统结核。

尿液病原学检查

所谓的病原学检查，就是对疑似泌尿系统结核患者的尿液进行化验，以寻找结核感染的依据。这里有一个简单的逻辑需要大家提前知晓：如果在尿液中发现了结核杆菌，那就能确定结核感染；即使没有发现结核杆菌，也不能排除结核感染，因为导致检查结果呈阴性的因素有很多，比如采样不合格、检测方法不够灵敏等。因此，留取尿液样本是关键性的一步，通常需要患者多次留取24小时的尿液样本，弃去上层尿液，取下层含沉淀物的尿液，即尿沉渣进行化验，这样可以提高结核杆菌的阳性检出率。

尿沉渣涂片抗酸染色

分枝杆菌具有抗酸特性，一般的染色方法不易使其着色。但经过加温或者延长染色时间而着色后，它又能抵抗强脱色剂盐酸酒精的脱色，所以又称抗酸杆菌。50%～70%的泌尿系统结核患者可以通过24小时尿沉渣涂片抗酸染色找到抗酸杆菌。但是，要着重指出的是，分枝杆菌种类较多，可分为结核分枝杆菌复合群、非结核分枝杆菌和麻风分枝杆菌三类，它们都可以使抗酸染色结果呈阳性。因此，若涂片抗酸染色结果呈阳性，只能说明分枝杆菌存在，但存在的是结核分枝杆菌还是非结核分枝杆菌则无法确定；即使结果呈阴性，也不能排除结核感染（表2-1）。连续检查3次以上可提高阳性检出率。

表2-1　涂片抗酸染色的意义

结果	意义
找到分枝杆菌	结核感染的可能性大，根据排菌量多少，结果表示为1＋～4＋
未找到分枝杆菌	此次检查未找到分枝杆菌，但不能排除结核感染

分离培养法

这是一种可以用来检测样本中是否有存活的结核杆菌的方法，其结果是目前结核病诊断的“金标准”。简单地说，就是将样本里的细菌用适合其生长的培养基培养一定时长。之后如果能在其中观察到结核杆菌生长，则说明存在结核感染。当每毫升样本中含有10～100个菌时，就可以得出阳性结果，此时药物敏感性明显增强。结核杆菌分离培养法是一种传统的结核杆菌培养方法，费用低。但是，因为结核杆菌是一类惰性细菌，生长速度很缓慢，所以大部分培养结果需要在约4周后才出来。若培养了8周仍未见结核杆菌生长，则可判断结果呈阴性。

分离培养法有两种，一种是传统固体培养法，即前面描述的那种，另一种叫快速液体培养法，这种方法改进了培养基，缩短了检出时间，阳性样本检出时间平均为9天。若培养了42天仍未见结核杆菌生长，则可判断结果呈阴性。无论借助哪种培养方法，阳性结果都表示存在结核感染，阴性结果都不能用来排除结核感染(表2-2)。

表2-2　分离培养法的意义

结果	意义
见结核杆菌生长	存在结核感染
未见结核杆菌生长	不存在结核感染，或用该样本没有培养出结核杆菌，但不能排除结核感染

另外，一般在明确结核感染后，还需要进行药敏试验，其目的是保证药物治疗的有效性，指导医生选择合适的抗结核药物方案。

分子生物学方法

分子生物学方法可以用来检测样本中是否含有结核杆

菌的遗传物质。只要在样本中检测到其遗传物质，一般就代表该样本中含有结核杆菌。在临床上，常采用以下几种分子生物学方法。

❶ **结核杆菌核酸检测：**结果呈阳性表示在该患者的临床样本中检测到了结核杆菌；结果呈阴性表示未检测到结核杆菌，但这并不完全意味着患者体内无结核杆菌。

❷ **结核杆菌耐药基因检测：**如果患者所感染的结核杆菌发生基因突变，导致对一种或几种抗结核药物耐药，那这部分药物的治疗效果就会不佳。因此，对于疑似结核病患者，在检测其体内结核杆菌的同时，还要检测结核杆菌相关耐药基因，以便根据检测结果“对症下药”。利福平是抗结核治疗方案中的关键药物之一，在初次疑诊结核病时就需要借助分子生物学方法来明确患者是否对利福平耐药。除此之外，根据病情需要，借助不同的分子生物学方法，还可以对异烟肼、氟喹诺酮类药物、链霉素，甚至二线抗结核药物进行耐药检测，从而帮助医生拟订个体化抗结核治疗方案。

❸ **分枝杆菌菌型鉴定：**前面提到，分枝杆菌是一大类细菌的统称，包括结核分枝杆菌复合群、非结核分枝杆菌和麻风分枝杆菌，而非结核分枝杆菌又可以进一步细分为多种具有不同生长特性和致病力的细菌，因此对于不同的分枝杆

菌菌型，在治疗方案的选择上有很大的差别。对于涂片抗酸染色结果呈阳性的患者，借助分子生物学方法比借助分离培养法能更加快速地鉴定出具体的菌型，并且明确是结核感染还是非结核分枝杆菌中某种细菌的感染。

细胞免疫学检查

结核菌素皮肤试验（TST）

这个试验主要通过观察患者对于结核菌素的反应程度来判断机体结核感染情况，目前常用的是结核菌素纯蛋白衍生物（PPD）试验。PPD是由结核杆菌培养物经过加热灭活和过滤浓缩制得的一种物质。结核杆菌、结核菌素、结核疫苗（如卡介苗）等抗原进入机体后，能使机体的免疫T淋巴细胞致敏，并大量分化增殖。当已致敏的机体再次遭受抗原入侵时，致敏淋巴细胞就会与抗原结合，引起变态反应性炎症，表现在结核菌素注射部位就是形成硬结，甚至出现双圈、水疱、坏死。也就是说，结核感染者，或者注射过卡介苗的人，都有可能出现PPD试验阳性结果。

新型结核菌素皮肤试验(C-TST)

C-TST和TST一样,也是基于Ⅳ型迟发型变态反应的一种皮肤试验,可用来判定人体是否存在结核感染。C-TST又称重组结核杆菌融合蛋白(EC)试验。EC是由高效表达结核杆菌*CFP10-ESAT6*基因的大肠杆菌,经发酵、分离和纯化后制成的。卡介苗和大多数非结核分枝杆菌均不含ESAT-6与CFP-10蛋白,因此EC试验不受这两者影响,用于检测结核感染具有操作简单、灵敏度高、特异性强的特点。

TST与EC试验

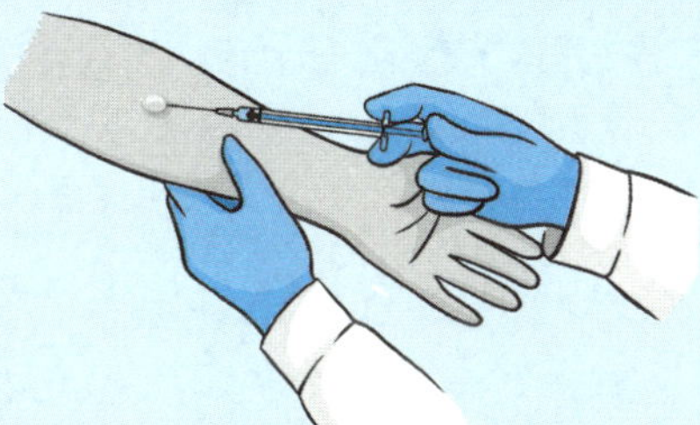

在临床上,TST与EC试验均采用皮内注射,即将结核菌素或EC注入左前臂掌侧,48～72小时后观察皮肤反应,根据有无硬结或红晕平均直径大小判断反应强度。

TST或EC试验结果呈阳性有助于诊断，结果与卡介苗接种史（主要指TST）、个体免疫力有关，即使结果呈阴性也不能排除结核感染（表2-3）。需要注意的是，若感染时间短，机体免疫及变态反应尚未形成，或患者有严重感染、使用免疫抑制剂、有免疫缺陷，则TST与EC试验的反应性可能会降低。

表2-3 TST与EC试验结果判定原则

TST	EC试验
① 有卡介苗接种史者，硬结直径大于10 mm视为结核感染。 ② 无卡介苗接种史者、人类免疫缺陷病毒（HIV）感染者、接受免疫抑制剂超过1个月者、与病原学检查结果呈阳性的肺结核患者有密切接触的5岁以下儿童，硬结直径大于5 mm视为结核感染	① 红晕或硬结的平均直径不小于5 mm视为阳性反应，以大者为标准。水疱、坏死、淋巴管炎等情况均视为强阳性反应。结果呈阳性即表明存在结核感染。 ② 红晕或硬结的平均直径小于5 mm视为阴性反应。结果呈阴性不能排除结核感染

γ干扰素释放试验(IGRA)

该试验主要用来检测疑似结核病患者体内是否有被结核杆菌抗原刺激而致敏的T细胞。结果呈阳性表示存在结核感染,但是不能用来确诊活动性结核病;结果呈阴性对排除结核感染及结核病有一定的帮助(表2-4)。

表2-4　IGRA的意义

结果	意义
阳性	存在结核感染,但不能用来确诊活动性结核病
阴性	对排除结核感染及结核病有一定的帮助

超声检查

超声检查属于影像学检查的一部分,由于超声波在不同人体器官、组织中传播时会出现反射和衰减现象,超声波信号有无改变可以反映泌尿系统是否发生了结构上的改变。通过泌尿系统超声检查,可以发现泌尿系统结核患者有无肾囊肿、肾积水、肾积脓,甚至重度钙化等征象,也可以观察肾结核患者在治疗期间有无梗阻形成及其发展情况。

X线摄影

X线摄影也属于影像学检查的一部分，利用X线与人体器官相互作用过程中的能量交换进行成像。X线片上密度的改变可以在一定程度上反映器官组织病变。

由于腹部各种器官、组织重叠成像，腹部X线摄影对肾结核的诊断价值较小，早期肾结核难以发现。

静脉尿路造影检查对肾结核的诊断价值较大。通过静脉注射造影剂，在X线下观察造影剂随血液流动在肾脏的成像，可以了解分侧肾功能、病变的长度和范围。

做常规造影检查不显影的患者可进行逆行尿道造影检查，即从尿道、膀胱向输尿管里置入一根输尿管导管，然后从体外沿着输尿管导管，向肾脏、输尿管部位注射一定量的造影剂，从而使泌尿系统显影。该手段可显示泌尿系统被破坏的情况及狭窄部位，但有引起结核杆菌播散的风险。膀胱容量过小或有严重膀胱病变者无法进行逆行尿道造影检查。

CT和磁共振成像检查

CT即以X线扫描人体后，通过计算机技术将人体的横截面转换成影像的一种技术;磁共振成像(MRI)是利用生物体内特定原子核在磁场中所表现出的磁共振现象而产生信号,经空间编码、重建而获得影像的一种成像技术。两者成像细节较为丰富,能够清晰地显示出组织、器官是否发生结构改变。影像学检查对于泌尿系统结核的早期改变敏感性不高,故对于早期肾结核患者,可能无法通过影像学检查观察到肾脏的结构变化;但对于中晚期肾结核患者,可以清楚地观察到扩大的肾盏、肾盂,以及皮质空洞和钙化灶。三维成像还可以显示输尿管全长病变。磁共振尿路造影对诊断肾结核对侧肾积水有重要作用。此外,通过静脉注射造影剂进行增强扫描,还能观察到肾脏功能情况、肾结构的破坏程度,为手术方案的选择提供客观依据。

膀胱镜检查

通过膀胱镜检查,可以观察到膀胱结核患者膀胱黏膜充血水肿,伴结核结节或暗红色大小不等的溃疡面。也可以用膀胱镜取活检组织进行病理检查或病原学检查,以确诊膀胱结核。

肾穿刺活检术

在B超或CT引导下对肾结核患者进行肾穿刺活检术，可以获取组织样本，进行病理检查或病原学检查，以确诊肾结核。

第二节 >>>

男性生殖系统结核的相关检查手段

尿常规检查

由于男性尿道同时具有排精和排尿功能，疑似男性生殖系统结核患者应将尿常规检查作为检查的一部分。尿常规检查无创，样本容易获取，可重复性较高，通过分析尿液的酸碱性，尿液中有无蛋白质、红细胞及白细胞等可初步评估疾病的倾向性，但无法确诊。男性生殖系统结核常伴发泌尿系统结核，尿常规检查结果显示尿液呈酸性，尿液中有蛋白质、红细胞和白细胞。

病原学检查

当怀疑患者的生殖系统疾病是由感染引起时，须检测出具体的病原体才能明确诊断。患者的尿液、前列腺液、精液、病变部位的脓性分泌物或穿刺液都可能含有病原体，它们都可作为样本用于检测。取清晨第一次新鲜尿液，连续检测3～5次；或留取24小时尿液，取沉渣送检，反复多次，可提高阳性检出率。检查手段同样包括涂片抗酸染色、分离培养法，以及一些分子生物学方法。

涂片抗酸染色

同样要着重指出的是，分枝杆菌种类较多，可分为结核分枝杆菌复合群、非结核分枝杆菌和麻风分枝杆菌三类，它们都可以使抗酸染色结果呈阳性。因此，若涂片抗酸染色结果呈阳性，只能说明分枝杆菌存在，但存在的分枝杆菌是结核分枝杆菌还是非结核分枝杆菌则无法确定；即使结果呈阴性，也不能排除泌尿系统结核（表2-5）。连续检查3次以上可提高阳性检出率。

表2-5　涂片抗酸染色的意义

结果	意义
找到分枝杆菌	结核感染的可能性大，根据排菌量多少，结果表示为1+～4+
未找到分枝杆菌	此次检查未找到分枝杆菌，但不能排除结核感染

分离培养法

前面在介绍泌尿系统结核的相关检查手段时说过，这是一种可以用来检测样本中是否有存活的结核杆菌的方法，其结果是目前结核病诊断的“金标准”，阳性结果都表示存在结核感染，但阴性结果不能用来排除结核感染（表2-6）。

表2-6　分离培养法的意义

结果	意义
见结核杆菌生长	存在结核感染
未见结核杆菌生长	不存在结核感染，或用该样本没有培养出结核杆菌，但不能排除结核感染

另外，一般在明确结核感染后，还需要进行药敏试验，其目的是保证药物治疗的有效性，指导医生选择合适的抗结核药物方案。

分子生物学方法

分子生物学方法可以用来检测样本中是否含有结核杆菌的遗传物质。只要在样本中检测到其遗传物质，一般就代表该样本中含有结核杆菌。在临床上，常采用结核杆菌核酸检测、结核杆菌耐药基因检测、分枝杆菌菌型鉴定等分子生物学方法，详见“泌尿系统结核的相关检查手段”中的介绍。

细胞免疫学检查

同样可以用结核菌素皮肤试验（TST）、新型结核菌素皮肤试验（C-TST，又称EC试验），通过观察患者对于结核菌素的反应程度来判断机体结核感染情况，详见“泌尿系统结核的相关检查手段”中的介绍。

TST或EC试验结果呈阳性有助于诊断，结果与卡介苗接种史（主要指TST）、个体免疫力有关，即使结果呈阴性也不能排除结核感染（表2-7）。需要注意的是，若感染时间短，机体免疫及变态反应尚未形成，或患者有严重感染、使用免疫抑制剂、有免疫缺陷，则TST与EC试验的反应性可能会降低。

表2-7　TST与EC试验结果判定原则

TST	EC试验
❶ 有卡介苗接种史者，硬结直径大于10 mm视为结核感染。 ❷ 无卡介苗接种史者、HIV感染者、接受免疫抑制剂超过1个月者、与病原学检查结果呈阳性的肺结核患者有密切接触的5岁以下儿童，硬结直径大于5 mm视为结核感染	❶ 红晕或硬结的平均直径不小于5 mm视为阳性反应，以大者为标准。水疱、坏死、淋巴管炎等情况均视为强阳性反应。结果呈阳性即表明存在结核感染。 ❷ 红晕或硬结的平均直径小于5 mm视为阴性反应。结果呈阴性不能排除结核感染

γ干扰素释放试验（IGRA）

该试验主要用来检测疑似结核病患者体内是否有被结核杆菌抗原刺激而致敏的T细胞。结果呈阳性表示存在结核感染，但是不能用来确诊活动性结核病；结果呈阴性对排除结核感染及结核病有一定的帮助（表2-8）。

表2-8　IGRA的意义

结果	意义
阳性	存在结核感染，但不能用来确诊活动性结核病
阴性	对排除结核感染及结核病有一定的帮助

超声检查

超声波信号有无改变可以反映男性生殖系统是否发生了结构上的改变。对于疑似男性生殖系统结核患者，通过超声检查可以评估附睾、前列腺或睾丸的大小、内部组织形态结构、钙化点、积脓、空洞等特征，以及在超声引导下进行穿刺以获取组织，进行病原学和病理检查。

CT和MRI检查

在CT或MRI下，男性生殖系统结核患者的睾丸、附睾或前列腺在组织大小、轮廓完整性、组织密度、内部钙化灶或干酪样坏死等方面可以表现出不同的密度或信号特征，这有助于诊断。

尿道造影或精囊造影检查

通过尿道造影或精囊造影检查，即在X线监视下，观察造影剂的显影情况，可以评估生殖系统的结构病变。对于严重的前列腺结核患者，可以通过尿道造影检查观察到空洞状病灶，其边缘不规则。通过精囊造影检查，可以观察到输精管、精囊病变。若输精管出现梗阻、狭窄，造影剂就不能进入输精管而到达精囊。

尿道镜检查

通过尿道镜检查，可以观察器官病变，观察是否有结核病引起的特征性改变。对于前列腺结核患者，可以通过尿道镜检查发现前列腺尿道扩张，黏膜充血、增厚，前列腺导管开口扩张，前列腺尿道黏膜呈纵行小梁改变。

第三节 >>>

女性生殖系统结核的相关检查手段

病原学检查

同男性生殖系统结核患者一样，若怀疑女性患者的生殖系统疾病是由感染引起的，同样须检测出具体的病原体才能明确诊断。对于女性患者来说，可以取月经血、宫腔刮出物或腹腔积液作为样本，进行病原学检查。

涂片抗酸染色

涂片抗酸染色也是女性生殖系统结核病原学检查的主要手段。同样要着重指出的是，分枝杆菌种类较多，可分为结核分枝杆菌复合群、非结核分枝杆菌和麻风分枝杆菌三类，它们都可以使抗酸染色结果呈阳性。因此，若涂片抗酸染色结果呈阳性，只能说明检测样本中存在分枝杆菌，但存在的分枝杆菌是结核分枝杆菌还是非结核分枝杆菌则无法确定；即使结果呈阴性，也不能彻底排除结核感染（表2-9）。

表2-9　涂片抗酸染色的意义

结果	意义
找到分枝杆菌	结核感染的可能性大，根据排菌量多少，结果表示为1+～4+
未找到分枝杆菌	此次检查未找到分枝杆菌，但不能排除结核感染

分离培养法

对于疑似有生殖系统结核的女性患者来说，同样可以运用分离培养法来明确诊断。这是一种可以用来检测样本中是否有存活的结核杆菌的方法，其结果是目前结核病诊断的“金标准”，阳性结果都表示存在结核感染，阴性结果都不能用来排除结核感染(表2-10)。

表2-10　分离培养法的意义

结果	意义
见结核杆菌生长	存在结核感染
未见结核杆菌生长	不存在结核感染，或用该样本没有培养出结核杆菌，但不能排除结核感染

另外，一般在明确结核感染后，还需要进行药敏试验，其目的是保证药物治疗的有效性，指导医生选择合适的抗结核

药物方案。

分子生物学方法

分子生物学方法可以用来检测样本中是否含有结核杆菌的遗传物质。只要在样本中检测到其遗传物质，一般就代表该样本中含有结核杆菌。在临床上，常采用结核杆菌核酸检测、结核杆菌耐药基因检测、分枝杆菌菌型鉴定等分子生物学方法，详见“泌尿系统结核的相关检查手段”中的介绍。

细胞免疫学检查

同样可以用结核菌素皮肤试验（TST）、新型结核菌素皮肤试验（C-TST，又称EC试验），通过观察患者对于结核菌素的反应程度来判断机体结核感染情况，详见“泌尿系统结核的相关检查手段”中的介绍。

TST或EC试验结果呈阳性有助于诊断，结果与卡介苗接种史（主要指TST）、个体免疫力有关，即使结果呈阴性也不能排除结核感染（表2-11）。需要注意的是，若感染时间短，机体免疫及变态反应尚未形成，或患者有严重感染、使用免疫抑制剂、有免疫缺陷，则TST与EC试验的反应性可能会降低。

表2-11 TST与EC试验结果判定原则

TST	EC试验
❶ 有卡介苗接种史者，硬结直径大于10 mm视为结核感染。 ❷ 无卡介苗接种史者、HIV感染者、接受免疫抑制剂超过1个月者、与病原学检查结果呈阳性的肺结核患者有密切接触的5岁以下儿童，硬结直径大于5 mm视为结核感染	❶ 红晕或硬结的平均直径不小于5 mm视为阳性反应，以大者为标准。水疱、坏死、淋巴管炎等情况均视为强阳性反应。结果呈阳性即表明存在结核感染。 ❷ 红晕或硬结的平均直径小于5 mm视为阴性反应。结果呈阴性不能排除结核感染

γ干扰素释放试验（IGRA）

该试验主要用来检测疑似结核病患者体内是否有被结核杆菌抗原刺激而致敏的T细胞。结果呈阳性表示存在结核感染，但是不能用来确诊活动性结核病；结果呈阴性对排除结核感染及结核病有一定的帮助（表2-12）。

表2-12 IGRA的意义

结果	意义
阳性	存在结核感染，但不能用来确诊活动性结核病
阴性	对排除结核感染及结核病有一定的帮助

超声检查

超声波信号有无改变可以反映女性生殖系统是否发生了结构上的改变。对于女性生殖系统结核患者，可以通过超声检查探及盆腔包块，可见包块边界不清，包块内回声不均，有时可见高密度钙化影；有渗液时，可见盆腔积液或腹水征象；通过阴道超声检查可以发现分隔的腹腔积液、双侧附件上散在的小钙化灶、增厚的网膜、增厚的腹膜等。

穿刺活检术

当在盆腔部位扪到囊性包块，临床上怀疑其中为结核性包裹性积液时，可经阴道后穹窿做穿刺活检术。若为结核感染，则积液多为草黄色，有时可呈混浊或血性，在镜下可发现其中有大量白细胞，且以淋巴细胞或单核细胞为主。将液体离心后做涂片抗酸染色，若发现结核杆菌，即可确诊。

子宫输卵管造影检查

子宫输卵管造影检查，即通过宫颈向子宫内注入碘剂，在X线下碘剂与周围组织可形成明显对比，使子宫腔和输卵管腔显影，从而了解子宫及输卵管腔道内的情况。对于女性生殖系统结核患者，通过这项检查可以发现子宫腔不同程度的狭窄变形及输卵管狭窄（典型者呈串珠样或铅管状），盆腔内附件区可见钙化灶。子宫输卵管造影检查也是诊断女性生殖系统结核比较可靠的方法，但须严格遵守适应证，否则容易造成结核杆菌播散。

组织病理检查

组织病理检查是诊断女性生殖系统结核，尤其是子宫内膜结核的可靠方法。在组织病理切片上找到典型结核结节伴干酪样坏死的特征即可确诊，但阴性结果并不能完全排除结核感染，必要时应重复刮宫做组织病理检查2～3次。对于其他部位如外阴、阴道、宫颈的病变，可直接做组织活检、病理检查，以明确诊断。

内镜检查

腹腔镜检查

腹腔镜检查是诊断腹盆腔结核的可靠方法，尤其是对于输卵管结核、卵巢结核、腹膜结核和肠道结核。其价值在于：

❶ 可直接观察盆腔情况。

❷ 可取腹腔或盆腔积液做结核杆菌培养，或对直接观察到的病变组织做穿刺活检术，再进行病理检查，以提高阳性检出率。相对于传统的开腹手术，腹腔镜检查大大减少了手术带给患者的创伤。

❸ 可做出早期诊断，利于早期治疗。然而由于结核病可致盆腔器官粘连，对于病变严重者，腹腔镜检查的应用受到一定的限制，尤其是在肠道致密粘连时，术前应注意手术利弊的评估，术中应避免肠道损伤。

阴道镜检查

阴道镜检查是无损性检查，可用于观察阴道、宫颈情况，进行定位活检，创伤小、准确性高，对早期发现宫颈及阴道病变有重要的临床价值。

宫腔镜检查

在宫腔镜下可直视结核病变的部位以及子宫腔结构的变化。早期子宫内膜结核多出现在子宫角,此时通过宫腔镜可以见到子宫角浅表的黄色溃疡,后期可出现子宫内膜干酪样改变、纤维化及钙化,正常子宫内膜变薄或消失,子宫腔变窄,子宫呈桶状甚至完全粘连,双侧输卵管子宫口变细、闭塞或消失。在进行宫腔镜检查的同时,可以取组织进行病理检查,以提高阳性检出率。

盆腔X线摄影或CT检查

盆腔X线摄影或CT检查也是针对女性生殖系统结核患者的常用影像学检查。若通过盆腔X线摄影或CT检查发现孤立钙化点,则提示曾有盆腔淋巴结结核病灶。

第3章

泌尿生殖系统结核病的诊断过程

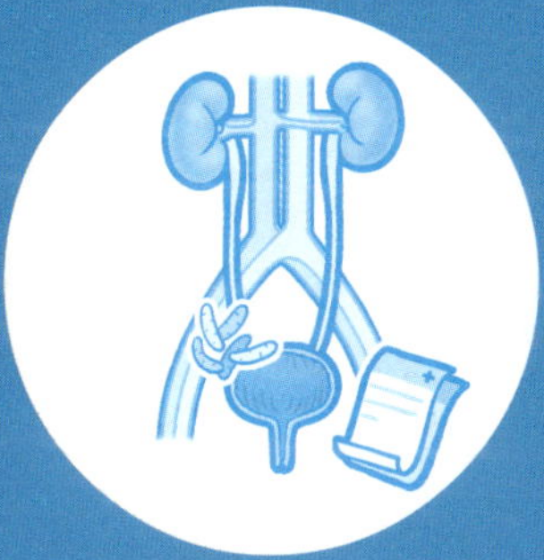

结核病是结核杆菌感染人体后发生的疾病，所以要明确诊断人体感染了结核杆菌，就需要在人体内找到它，证明它就是这种感染性疾病的罪魁祸首。因此，在泌尿生殖系统的病变部位找到结核杆菌，就能确诊泌尿生殖系统结核病。

但是，由于人体的复杂性、技术的局限性，很多时候我们找不到它，只能退而求其次，去寻找结核杆菌感染人体后留下的其他蛛丝马迹，也就是人体免疫系统为应对结核感染而发生的免疫反应的证据——γ干扰素释放试验结果呈阳性。找到免疫学证据至少算是达到临床诊断的级别了。而仅仅做了CT检查或超声检查后就怀疑泌尿生殖系统结核病，只能算是疑似诊断。

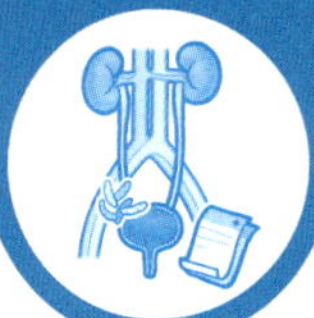

第一节 >>>

泌尿系统结核的诊断

泌尿系统结核是指发生在肾、输尿管、膀胱和尿道中任一部位的结核感染，其中最常见和最先发生结核感染的往往是肾脏。肾内大量繁殖的结核杆菌可以随尿液下行向输尿管、膀胱及尿道播散，引起输尿管结核、膀胱结核及尿道结核，甚至侵犯男性生殖系统。

做更多的检查，是为了更好地诊断和鉴别

因为泌尿系统在不停地产生尿液，所以任何细菌都会被冲刷出来，在尿液里被化验到。医生往往会让患者留取24小时的尿液，然后取沉渣进行化验。但是，要注意的是，一些分枝杆菌在正常情况下也会定植在泌尿系统里，它们相当于人体的正常菌群，外形与结核杆菌相似，因此我们无法通过涂片抗酸染色将其与结核杆菌鉴别开来，需要采用分子生物学方法进行鉴别。

尿沉渣还可以用来做分枝杆菌培养，这种方法的阳性检

出率更高，但是所需时间也较长。随着技术的进步，现在还有宏基因组二代测序技术。这种技术可以一次性把尿液里的所有细菌都检测出来，敏感度高、速度快，对于诊断的帮助很大，但是费用稍高。除了化验尿液，泌尿系统结核的诊断还需要影像学检查，如CT检查、超声检查和静脉尿路造影检查或逆行尿路造影检查的帮助。但影象学检查往往操作较烦琐，耗时较长，在感染早期或病理损伤不严重的阶段做价值不大。而且造影检查需要用到造影剂，不适合过敏体质者。通过膀胱镜检查，可以观察到膀胱内壁的病理损害，还可以取组织活检，但它属于侵入性检查，会给患者带来一定程度的痛苦体验。

泌尿系统结核往往继发于肺结核，所以在怀疑患有泌尿系统结核时，肺部CT检查必不可少。如果有活动性肺结核的存在，泌尿系统结核的诊断就更顺理成章了。有时候，通过影像学检查发现肾、输尿管甚至膀胱已经出现了解剖改变，但在尿液里未发现结核杆菌，这可能是因为已经过了感染的急性期，结核杆菌已经随尿液大量排出而减少了。这个时候，医生往往会要求患者做结核感染T细胞斑点试验、结核菌素皮肤试验（如PPD试验）等，以寻找结核感染的蛛丝马迹。

易与泌尿系统结核相混淆的疾病

因为结核感染导致病变过程中往往会出现较多的钙化灶，钙化灶会被误认为结石，所以泌尿系统结石患者需要排查结核感染，尿液的结核杆菌化验千万不能漏。抗生素治疗后反复发作“膀胱炎”的患者也要排查泌尿系统结核。常规体检发现的尿检异常者，如血尿、蛋白尿患者，除了要排查泌尿系统肿瘤、结石、普通尿路感染外，还要排查结核感染，因为病理损害轻微的早期泌尿系统结核的影像学检查结果往往显示正常。

泌尿系统结核的诊断级别

泌尿系统结核的诊断级别可以分为三种，即确诊、临床诊断和疑似诊断。在尿沉渣里找到结核杆菌，并排除人体内正常定植的分枝杆菌，或在肾、膀胱活检组织中找到典型的结核肉芽肿病变(这是一种典型的结核感染的病理结构)，均可以作为泌尿系统结核的确诊依据。

但是，很多时候往往事与愿违，如果达不到确诊级别，那么医生就只能退而求其次，做出临床诊断。临床诊断也是在完善了多项检查（如PPD试验、γ干扰素释放试验）的基础上，临床医生综合判断后做出的。合并活动性肺结核的出现泌尿系统结核典型感染症状的病例至少算是临床诊断病例。对于反复发作的“泌尿系统感染”，医生会怀疑结核感染，给予泌尿系统结核的疑似诊断。该诊断仅存在于诊断的初级阶段，患者应尽快到结核病定点或专科医院接受进一步检查。

第二节 >>>
男性生殖系统结核的诊断

男性生殖系统包括睾丸、附睾、输精管、精囊、前列腺、尿道、阴茎等，发生在上述任一部位的结核感染均属于男性生殖系统结核的范畴。临床上最常见的是附睾结核和睾丸结核，单纯睾丸结核极少，常和附睾结核同时发生。

大部分为临床诊断病例

如果发现阴囊部位慢性疼痛，或者触及硬结、肿块，压痛不明显，皮肤也不红肿，普通抗生素治疗没效果，就要怀疑存在附睾结核或睾丸结核。在尿道口分泌物、前列腺液、精液中找到结核杆菌或结核杆菌特异性核酸检测结果呈阳性，或通过对上述样本的培养发现有结核杆菌生长等，均可以用来确诊生殖系统结核。但一般来说，前者阳性检出率很低，后者培养所需时间较长。大部分病例是在做了局部CT、MRI或超声检查后发现异常的影像学改变，再结合结核感染T细胞斑点试验或结核菌素皮肤试验（如PPD试验）等做出生殖系统结核的“临床诊断”的，同时还得排除其他很多疾病。

男性生殖系统结核与泌尿系统结核关系密切，多与泌尿系统结核同时发生，因此通常认为绝大多数生殖系统结核继发于肾结核。在临床上发现，肾结核病变越严重，合并男性生殖系统结核的概率越大，50%～75%的男性肾结核患者并发生殖系统结核。所以，临床上通过诊断泌尿系统结核来帮助诊断生殖系统结核。

需要与哪些疾病相鉴别

其他病原体感染或非感染性炎症

附睾结核需要与慢性附睾炎、淋菌性附睾炎、衣原体感染所致附睾炎及阴囊丝虫病相鉴别。慢性附睾炎非感染性疾病，没有病原体；淋菌性附睾炎、衣原体感染所致附睾炎及阴囊丝虫病三者的病原体不同，可在尿道分泌物中找到相应的病原体。通过前列腺液或精液涂片染色或分离培养法发现其他病原体，有助于鉴别其他病原体感染，但是阳性检出率较低，宏基因组二代测序技术有助于提高阳性检出率，但费用较高。

肿瘤

睾丸结核、附睾结核的临床症状常都不典型，需要手术取病理组织进行病理检查，以明确诊断。若睾丸结核需与睾丸肿瘤相鉴别，医生往往采取手术切除病灶组织及病理检查的方式以明确诊断。一般不建议患者进行穿刺活检术，因为保留睾丸薄膜的完整性更为重要，有利于预防肿瘤的转移。如果血清前列腺癌指标异常，建议患者做活体组织病理检查以排除前列腺癌。

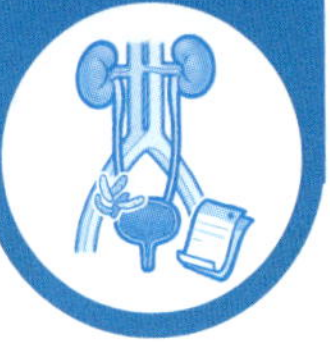

第三节 >>>

女性生殖系统结核的诊断

女性生殖系统包括卵巢、输卵管、子宫和阴道等。女性生殖系统结核是指发生于上述任一部位的结核感染。生殖系统结核常继发于身体其他部位的结核病，如肺结核、肾结核、肠结核、骨结核，有时是全身血行播散性结核病的局部表现之一。生殖系统结核因潜伏期可以长达数年，病程缓慢，患者常无症状，易被忽视。多数患者发现生殖系统结核时，其原发部位的病灶大多已经痊愈。所以，单纯生殖系统结核的诊断较为困难。

大部分为临床诊断病例

取月经血、宫腔刮出物或腹腔积液，做涂片抗酸染色、结核杆菌核酸检测、结核杆菌培养等，只要其中一项结果为阳性，就可以确诊女性生殖系统结核，但其阳性检出率不高或所需时间较长。通过对宫腔刮出物或在腹腔镜下取活体组织做病理检查，找到典型干酪样坏死性肉芽肿等，可以给予

“确诊”诊断。临床上，确诊病例并不多，大部分为临床诊断病例，患者往往因不孕、下腹坠痛、月经失调就诊于妇科医院或妇科门诊。有经验的医生会根据患者的症状或异常检查结果给出疑似诊断，再推荐患者转诊至结核病定点或专科医院做进一步检查。

需要与哪些疾病相鉴别

盆腔炎性疾病

女性生殖系统结核早期，当结核杆菌仅感染腹膜、盆腔表面，尚未引起女性生殖器官显著的病理改变时，须先排除盆腔炎性疾病。女性生殖系统结核与盆腔炎性疾病均可引起发热、月经异常、盆腔痛等症状，妇科检查结果均显示子宫或附件区压痛，子宫一侧或两侧呈片状增厚，或盆腔内可触及包块，但盆腔炎性疾病引起的疼痛更加剧烈，且患者可出现高热、阴道脓性分泌物增多等症状。若盆腔炎性疾病久治不愈，则患者可做诊断性刮宫或子宫输卵管造影检查，以排除生殖器结核。

卵巢良性肿瘤

结核性包裹性积液不易与卵巢囊肿或卵巢囊腺瘤相鉴别，须结合病史、临床症状及妇科检查结果相鉴别。不同于卵巢肿瘤，结核性附件包块表面不光滑，活动度差。当难以鉴别时，可由妇科医生评估排除禁忌证后，做活体组织检查以明确诊断。

卵巢恶性肿瘤

女性生殖系统结核尤其须与卵巢癌相鉴别。晚期卵巢癌患者常出现恶病质、发热、红细胞沉降率加快，以及附件包块（也可在盆腔底部出现转移病灶），其不易与盆腔结核合并输卵管、卵巢结核性包块相鉴别。临床上常将卵巢癌误认为结核病，患者长期采取抗结核治疗，以致病情延误，危及生命。也有误将盆腔结核诊断为晚期卵巢癌而放弃治疗的患者。当诊断困难时，可做腹腔镜检查或剖腹探查术以尽早明确诊断，尽早治疗。也可在充分评估后做B超引导下细针穿刺术，找到分枝杆菌或癌细胞。

子宫内膜异位症

子宫内膜异位症与女性生殖系统结核的临床表现有较

多相似之处，如下腹坠痛、不孕、月经异常。妇科检查结果显示子宫活动度差，附件区增厚。当出现卵巢异位囊肿时，亦可在一侧或双侧附件区触及不易活动的包块。但子宫内膜异位症患者常有继发性痛经且呈进行性加重，病变累及直肠阴道间隙时，可在子宫直肠窝、子宫骶韧带或宫颈后壁触及触痛硬性结节；而女性生殖系统结核患者可有结核病的一般症状，如发热、乏力等，下腹坠痛往往于经期加重。当通过临床表现难以鉴别、诊断时，可做腹腔镜检查以明确诊断。

第 4 章

泌尿生殖系统结核病的治疗方法

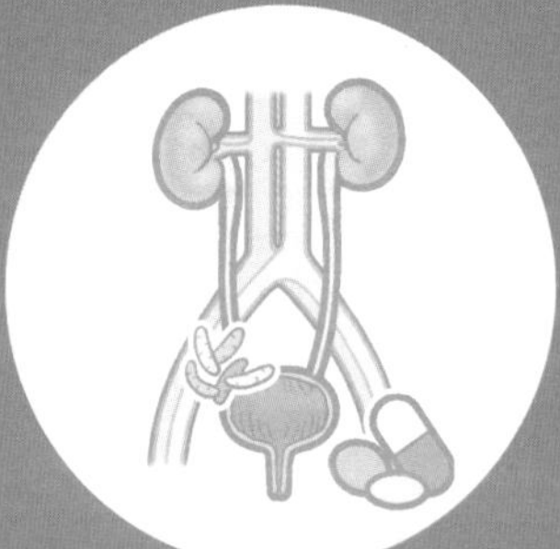

结核病的治疗以联合使用多种抗结核药物的内科治疗为主，再辅以必要的营养支持、免疫调节治疗，必要时进行手术。对结核病患者而言，除非需要急诊以挽救生命，否则均应在一定疗程的全身药物治疗基础之上才能进行手术。

中医药在结核病的治疗中也有重要作用，可改善患者的身体状况、增强免疫力，增强对化学药物的耐受性，改善潮热、盗汗、咳嗽、咯血等相关结核病症状，改善化学药物导致的胃肠道反应、肝功能损害等，甚至在高龄患者无法有效抗结核治疗时作为主要治疗手段，起主要作用。

第一节 >>>

药物治疗

所有结核病患者在治疗时都应该遵循“早期、联合、适量、规律、全程”的原则，规范地完成整个疗程，直至痊愈。千万不要在治疗一段时间后因为症状有所缓解就自行减少药物、缩短疗程，或者想起来就吃药、忘记了就停药。任何不规范的用药行为都可能导致治疗失败，甚至诱导细菌耐药，从而使疾病发展为耐药结核病，此后治疗更加困难，治疗费用更加巨大。

基本用药原则

结核杆菌具有顽强的生命力，在身体与之对抗时可以变化为不同的形态，以应对缺氧及其他各种不利的人体局部环境，所以杀灭结核杆菌需要联合使用不同作用机制的药物，以及比杀灭其他一般细菌都要漫长的疗程。

为了区分不同疗程阶段，我们把早期需要较多药物的阶段叫作强化期，后期需要较少药物的阶段叫作巩固期或继续期。随着科学研究的发展，药物组合会不断变化，疗程也会不断缩短，甚至可能取消强化期、巩固期的区分。也许在不久的将来，治愈结核病仅需短短几周甚至几天。

泌尿生殖系统结核病属于肺外结核，由于特殊的解剖结构，此处结核杆菌的彻底清除较为困难，抗结核治疗的强化期往往需要延长，而总疗程在1年以上。

常用的抗结核药物

为了理解抗结核药物联合治疗结核病的重要性，我们先回顾一下结核杆菌的感染过程。结核杆菌进入人体后，被巨噬细胞吞噬，但无法被杀灭，巨噬细胞内的结核杆菌仍然会继续生长、繁殖。巨噬细胞破裂崩解后释放出来的结核杆菌会感染新的巨噬细胞以及组织，造成病灶扩散及器官功能损害。在生长、繁殖过程中，结核杆菌逐渐分化成几个不同的病菌群，大部分病菌是快速生长菌。一般来说，它们对抗结核药物，如异烟肼、利福平、链霉素等比较敏感，易被杀灭，因此不少患者经过短期规范治疗后，症状常明显好转甚至消失，此时他们极易对疾病放松警惕，甚至以为治好了而自行停药。殊不知，菌群中还有一些代谢缓慢或间歇性代谢的病菌，它们可长期潜伏于巨噬细胞或闭合的干酪样病灶内，我们称之为持留菌。这些持留菌是引起结核病复发、恶化的主要根源。因此，须选用对持留菌有杀灭作用的药物进行较长时间的治疗，以达到彻底治愈、减少或防止复发的治疗目的。

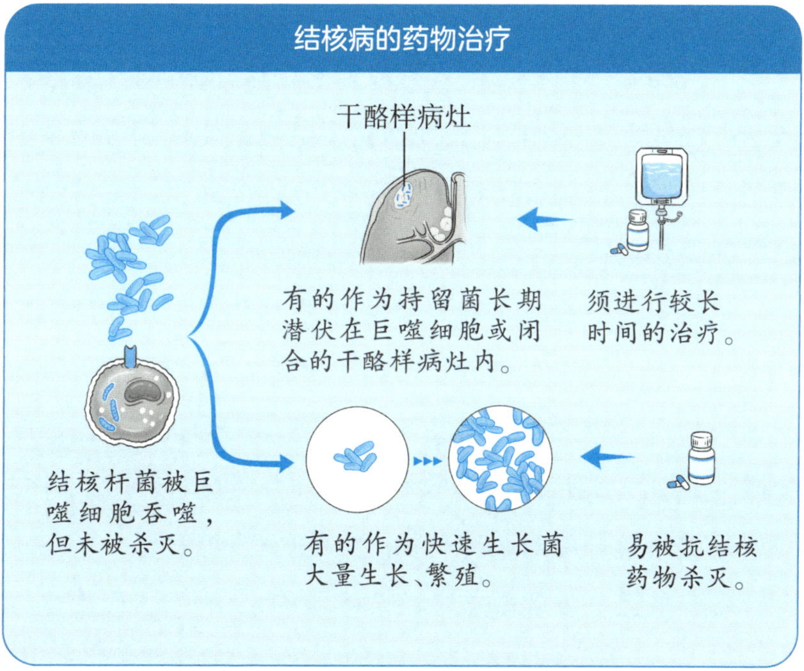

目前临床上常用的抗结核药物有以下几种：

异烟肼　异烟肼是关键性的抗结核药物之一。它能够渗入巨噬细胞，通过抑制细胞内外结核杆菌细胞壁中的分枝菌酸的合成，使结核杆菌丧失多种能力，如抗酸染色和增殖能力，最终导致结核杆菌死亡。异烟肼对生长旺盛的结核杆菌有杀灭作用，是一类重要的抗结核药物。

利福平　利福平也容易渗入巨噬细胞，通过干扰结核杆菌核酸和蛋白质的合成杀灭结核杆菌，也是关键性的抗结核药物，但是单独使用利福平治疗结核病可能会使结核杆菌迅速产生耐药性，因此必须将利福平与其他抗结核药物联用。利福平对细胞内结核杆菌具有较强的杀灭作用，对代谢缓慢或间歇性代谢的病菌，即长期潜伏于巨噬细胞或闭合的干酪样病灶内的持留菌有明显的抑制作用，因此是巩固期抗结核治疗的重要药物。

乙胺丁醇　乙胺丁醇为抑菌药，仅对生长繁殖期的结核杆菌有作用，其对结核杆菌细胞壁的破壁作用可以有效加快其他药物进入细菌内的速度，提升细胞内的药物浓度。乙胺丁醇与其他一线抗结核药物联用，可以产生协同作用，并且可以延缓结核杆菌对其他药物产生耐药性的速度。

吡嗪酰胺　吡嗪酰胺为巨噬细胞内杀菌药，可以渗入巨噬细胞，并进入结核杆菌菌体内，抑制结核杆菌对氧的利用，从而影响其正常代谢，造成结核杆菌死亡。吡嗪酰胺与异烟肼、利福平和乙胺丁醇联合使用，可以起到协同杀菌的作用。吡嗪酰胺在炎症病灶的酸性环境中有较强的杀菌作用，因此作为急性期结核病患者或炎症明显的结核病患者的重要治疗药物。

对于泌尿生殖系统结核病，抗结核治疗的第一阶段即强化期，需要异烟肼、利福平、乙胺丁醇、吡嗪酰胺四药联用，时间需要2～4个月，甚至更久；第二阶段即巩固期或继续期，仍然需要异烟肼、利福平、乙胺丁醇三药联用。当然，并非所有对一线抗结核药物敏感的结核病患者都会选择这四种药物的抗结核方案，因为患者可能合并有活动性乙型病毒性肝炎或者糖尿病导致的视神经损害。在临床上，医生可能会调整治疗方案以更适合患者，即给予个体化治疗方案。这时患者需要把自己所患的其他疾病准确无误、毫无保留地告知医生。任何自行增药或减药的行为，都可能会增加药物的不良反应或影响治疗效果，是不可取的。

此外，泌尿生殖系统结核病患者有时候需要手术治疗，药物治疗方案和疗程还需要配合手术进行调整。多数情况下，手术后的结核病患者需要半年以上的继续治疗以巩固手术的疗效。

抗结核药物会引起哪些不良反应

首先必须明确，任何药物都是有副作用的。抗结核药物引起的不良反应因个体差异而表现不同，主要有以下几种：

胃肠道反应

胃肠道反应较常见，表现为食欲减退、恶心，甚至呕吐、腹泻等。会导致胃肠道反应的常见抗结核药物有异烟肼、利福平、吡嗪酰胺，其原因是药物对消化道黏膜的直接刺激。为了减少药物对胃肠道的刺激，可以将部分药物分次服用或在睡前服用。

肝功能损害

会引起肝功能损害的最常见的抗结核药物为异烟肼、利福平、吡嗪酰胺等。尤其在与止痛药、感冒药联用时，更易导致肝功能损害。患者可以无任何症状，也可以表现为胃肠道反应。患者出现肝功能损害时，医生会在其治疗方案中找出最有可能引起肝功能损害的药物，让患者停用并避免在后期治疗方案中使用。一般停用可疑药物并使用保肝药物后，患者的肝功能会逐步恢复正常。

抑制造血功能

血细胞减少，人体的免疫力、耐力及止血功能等受影响，可能会导致患者出现感染、疲劳、出血等各种症状。抑制造血功能的抗结核药物主要是利福平。如果造血功能受抑制程度轻，则患者可以暂时不停药，但需要加强血象检查；如果造血功能受抑制程度逐渐加重，则患者需要停用可疑药物。

视力、色觉等方面出现异常

抗结核药物可能会导致糖尿病患者出现视力、色觉等方面的异常，所以当医生不得不要求患者使用这些抗结核药物时，往往会让患者做眼科检查。会导致视力、色觉等方面异常的最常见的抗结核药物是乙胺丁醇。一旦出现视力、色觉等方面的异常，患者应当停用乙胺丁醇，并到眼科就诊。一般情况下，这种异常症状可以随药物的停用而缓解。

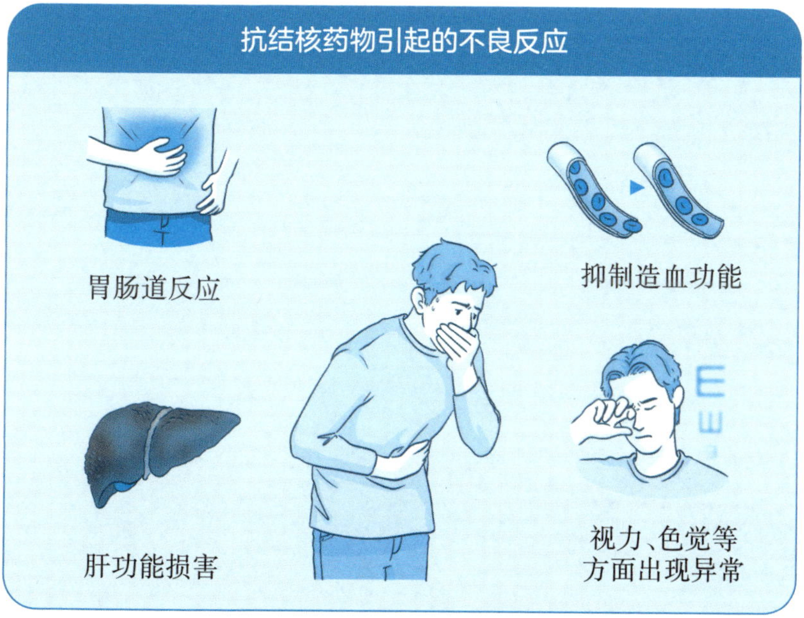

如何应对药物不良反应

一般结核病定点医院的专业结核病医生都是在全面考虑患者的情况、综合判断、深思熟虑后才开出抗结核药物的。

不过要注意的是，抗结核治疗毕竟需要多药长期联合使用，尤其是在前几个月的强化期，患者出现肝功能损害的风险较高，所以患者一定要配合医生做到定期复查。只有这样，患者才能及时规避药物不良反应或在其发生时早早地发现，从而避免出现不必要的更大损害。同时，患者一定要记住，只要出现不适，不管是哪一种，都不要“盲目坚持”，应及时求助医生，或先停用药物，再及时就诊。

第二节 >>>

治疗期间的检查

结核病患者需要进行系统、规范的抗结核治疗。抗结核药物中有一些有肝毒性，有一些有肾毒性，有一些有血液系统毒性，还有一些会导致消化道不良反应，如恶心、呕吐，但大部分患者不会有特别明显的表现。这些不良反应往往具有剂量依赖性。上述不良反应可能不会在患者刚开始服用抗结核药物的时候出现，一般容易在服用2周之后出现。

因此，一般情况下，结核病患者服用抗结核药物2周和1个月后都必须到医院进行血常规、尿常规、肝肾功能检查（表4-1）。如果检查结果均正常，则患者只要以后每月复查1次即可；如果检查结果有异常，则医生会根据检查结果调整治疗方案。

当然，在随访过程中，如果患者病情有变化或者医生认为患者有必要进行其他检查，则患者应遵照医生的意见完成相关检查。

表4-1　治疗期间的检查项目及时间

	2周末	1个月末	2个月末	3个月末	5个月末	6个月末	7个月至疗程结束（每月1次）	疗程结束当月
血常规检查	√	√	√	√	√	√	√	√
尿常规检查	√	√	√	√	√	√	√	√
肝肾功能检查	√	√	√	√	√	√	√	√
泌尿生殖系统影像学检查			√			√		√
胸部影像学检查			√			√		√
涂片抗酸染色			√			√		√
结核杆菌培养			√			√		√

第三节 >>>

并发症的治疗

针对并发症的治疗原则是尽可能早地诊断和治疗原发的结核病，在组织损伤最小的时候逆转它，不让它导致器官功能障碍。不过，由于结核病患者大多起病不急，症状不重，容易被忽视，就诊时往往已经至病程的中期，所以就诊之初即存在并发症的情况不在少数。

泌尿系统结核并发症的治疗

肾与输尿管直接相连，两处的结核病变往往相互影响，并发症往往一同出现，故治疗上也有密切联系。

肾结核并发症的治疗

早期结构破坏并不明显的肾结核患者一般通过药物治疗可以治愈，并不会出现并发症，但这种患者较少。多数泌尿系统结核患者在确诊时已处于病程中后期，器官结构的破坏往往较明显，需要手术介入。若肾结构破坏严重，结核杆菌持续排出，下尿道反复感染，经半年以上的药物治疗疗效不佳，则可行手术切除病变肾。如果双侧肾结核破坏严重，则可导致肾病尿毒症，最终患者需要接受血液透析或肾移植术才能维持正常的生活。若肾结核患者经药物治疗已经不排菌，也没有什么临床症状，肾脏已经纤维化、钙化甚至萎缩“消失”，就没有必要采取手术治疗了。

输尿管结核并发症的治疗

输尿管是尿液从肾脏流向膀胱的通道。输尿管结核可导致溃疡、纤维化、瘢痕挛缩、输尿管狭窄，尿液逆流可引起肾积水。早期进行尿液分流，对保留肾脏功能具有重要意义。在有效抗结核药物治疗后，肾积水和输尿管积水的处理方式应根据肾积水程度及肾功能情况而定。

❶ 结核肾功能良好，肾和输尿管积水较轻时，可先放置双J管引流以保护肾功能，同时辅以规范的抗结核治疗，可使病情稳定或痊愈。

❷ 对侧肾积水和输尿管积水较轻，肾功能基本正常，且结核肾失去功能时，可在抗结核药物治疗2～4周后行肾脏切除术，术后辅以规范的抗结核治疗。

❸ 对侧肾积水和输尿管积水严重，出现肾功能不全或无尿等情况时，可先行肾造瘘术，待结核肾被切除、膀胱结核

好转后，再治疗对侧输尿管下段狭窄性病变。

膀胱结核并发症的治疗

膀胱结核患者往往会出现严重的尿急、尿频症状，及时就诊则不至于出现严重并发症。若反复发生慢性感染，则膀胱内壁易发生溃疡、纤维化及瘢痕形成，膀胱肌逐渐失去收缩能力，膀胱容量减小，结核性小膀胱（挛缩膀胱）形成，膀胱的储尿功能基本丧失，患者每天解小便数十次，无法正常工作、生活，最终不得不行肠膀胱扩大术或尿流改道术，术后生活质量仍会受到严重影响。

尿道结核并发症的治疗

尿道结核感染导致的溃疡、纤维化，会引起尿道狭窄。轻度尿道狭窄患者待结核病治愈后可再行尿道扩张术，一般需行多次尿道扩张术。中重度尿道狭窄患者在抗结核治疗4～6周无效后，可行手术治疗。若尿道狭窄段长度局限在2 cm内，可行内镜下尿道切开术或狭窄段切除术、尿道吻合术等。狭窄段长且膀胱挛缩不明显的患者，可用阴茎局部皮片或带蒂皮瓣、膀胱黏膜、口腔黏膜及结肠黏膜等代替尿道行成形术。

男性生殖系统结核并发症的治疗

男性的阴茎与尿道既是泌尿器官，又是生殖器官。如果孔道病变导致精子不能排出，则生育力会受影响；如果精子质量正常，患者可采用体外受精技术生育。双侧睾丸及附睾均可独立产生精子，所以只要一侧正常，患者就可正常生育。手术治疗主要用于解决附睾结核，施行附睾切除术，或将病变部分的睾丸一起切除，有助于精囊、前列腺等其他部位结核病的治疗。术前需要预先给予全身抗结核治疗，术后抗结核治疗也不应少于6个月。

女性生殖系统结核并发症的治疗

女性生殖系统结核的并发症主要是月经异常、不孕，以及形成腹盆腔包块、腹盆腔脏器粘连。多数女性生殖系统结核患者单靠全身药物治疗就可痊愈，如能及时用药，可以怀孕。

但生殖器结核潜伏期很长，可达1～10年，多数患者发现生殖器结核时，其原发灶多已痊愈。结核杆菌感染肺部后，大约1年内可感染内生殖器。由于输卵管黏膜有利于结核杆菌的潜伏感染，结核杆菌首先侵犯输卵管，然后依次扩散到子宫内膜、卵巢。90%～100%的生殖器结核均累及输卵管，且双侧受累者居多。结核杆菌破坏输卵管黏膜，使输卵管管腔发生粘连、堵塞，或因输卵管周围粘连，有时管腔通畅，但输卵管僵硬，输卵管黏膜纤毛被破坏，丧失运输功能。结核杆菌到达宫腔后，逐步侵蚀子宫内膜，导致宫腔纤维化、瘢痕形成，从而阻碍受精卵着床和发育，或卵巢受结核杆菌感染，导致正常结构破坏严重而无法产生卵子及排卵，从而造成不孕。如果生殖器感染结核杆菌，早期及时进行药物治疗，使子宫、输卵管的损伤最小化，一般借助输卵管疏通术或辅助生殖技术，患者还是能够实现生儿育女的愿望的；但如果患者不能得到及时有效的治疗，宫腔严重受损，则任何治疗都不能使子宫孕育胎儿的功能逆转，患者就会留下终身遗憾。

在结核病治疗过程中，若腹盆腔包块单靠药物治疗疗效不佳，或抗结核治疗后一度好转，后又重新增大，且不能排除肿瘤，则需行切除术。

第四节 >>>

营养治疗

营养不良是结核病发生的一个危险因素，因为营养不良者的细胞免疫功能低下，对结核杆菌的抵抗力也相对较差，所以结核病患者往往在发病期自身就存在营养不良的问题。同时，因为结核病是一种慢性消耗性疾病，所以罹患结核病对患者的营养状况来说简直是雪上加霜。因此，结核病患者需要重视营养治疗。

如何评估患者的营养状况

评估患者营养状况的指标主要有体重指数（BMI）和血清白蛋白。BMI（kg/m^2）等于体重与身高的平方的比值，当BMI＜16 kg/m^2时，它与呼吸道感染和结核病的发病率明显相关。据报道，在结核病患者中，有51%的患者的BMI＜16 kg/m^2。血清白蛋白是另一个直观的指标，在血液检查、肝功能检查结果中都能看到它。若血清白蛋白水平低于35 g/L，则提示内脏蛋白不足，患者需要补充蛋白质。

结核病患者该如何进行营养治疗

饮食补充

补充营养的原则是能通过饮食补充就尽量通过饮食补充，适当增加荤菜（即肉、蛋、鱼、虾、蟹等）的摄入量。即使是素食者，也要注意调整饮食结构，全面均衡地摄入营养物质。

治疗贫血

部分患者的BMI和血清白蛋白水平可能都不低，仅血常规检查结果提示贫血（血红蛋白水平降低），这时候患者就要多吃红肉，必要时还应口服叶酸和铁剂以促进血红蛋白的合成。

补充电解质

还有患者总觉得食欲不佳、全身乏力，此时要注意检查血清电解质。如果血钾、血钠浓度降低，患者就要适当补充盐分，多吃新鲜的蔬菜和水果。

第五节 >>>

泌尿生殖系统结核病的预后

泌尿系统结核的预后主要取决于结核肾的损伤程度，若残留肾单位能满足身体的日常需要，则不会导致严重后果。如果双侧结核肾破坏严重，则可导致肾病尿毒症，最终患者需要接受血液透析或肾移植术才能维持正常的生活。输尿管结核可导致溃疡、纤维化、瘢痕挛缩、输尿管狭窄，尿液逆流可引起肾积水，甚至出现不可逆性肾功能损伤，导致肾病尿毒症。膀胱结核可导致膀胱内壁溃疡、纤维化、瘢痕形成，膀胱肌失去收缩能力，膀胱容量减小，结核性小膀胱（挛缩膀胱）形成，膀胱的储尿功能基本丧失，患者每天解小便数十次，无法正常工作、生活。

男性双侧睾丸及附睾均可独立产生精子，只要一侧正常就可正常生育，所以男性生殖系统结核的预后一般较好。如果双侧同时被结核杆菌感染、正常结构破坏严重，则无法产生精子，从而导致不育。

女性输卵管是完成受精过程的重要器官，而输卵管又是最易受结核杆菌感染的部位，结核杆菌破坏输卵管黏膜，使输卵管管腔发生粘连、堵塞，或因输卵管周围粘连，有时管腔通畅，但输卵管僵硬，输卵管黏膜纤毛被破坏，丧失运输功能，导致受精之路困难重重，患者无法正常怀孕。结核杆菌到达宫腔后，逐步侵蚀子宫内膜，导致宫腔纤维化、瘢痕形成，从而阻碍受精卵着床和发育，或卵巢受结核杆菌感染，导致正常结构破坏严重而无法产生卵子及排卵，从而造成不孕。

第六节 >>>

辅助生殖技术在泌尿生殖系统结核病中的应用

泌尿生殖系统结核病的最严重并发症就是不孕不育，而辅助生殖技术是解决不孕不育的最有效手段之一。本节就辅助生殖技术在泌尿生殖系统结核病中的应用进行阐述。

泌尿生殖系统结核病易导致不孕不育

男性的阴茎与尿道既属于泌尿系统，又属于生殖系统。如果孔道病变导致精子不能排出，则生育力会受影响；如果精子质量正常，患者可采用体外受精技术生育。男性的双侧睾丸及附睾均可独立产生精子，所以只要一侧正常，患者就可正常生育。如果双侧同时被结核杆菌感染，正常结构破坏严重，则精子无法产生，即使借助体外受精技术也无法帮助患者生育。

卵子自卵巢排出后，在输卵管中受精，形成的受精卵在子宫中发育成熟，其中任何一个部位遭到破坏，都可能造成不孕。在女性生殖系统遭受结核杆菌感染时，结核杆菌首先侵犯输卵管，然后依次扩散到子宫内膜、卵巢，90%～100%的女性生殖系统结核均累及输卵管，且双侧受累者居多。结核杆菌也会破坏输卵管黏膜，使输卵管管腔发生粘连、堵塞，或因输卵管周围粘连，即使管腔通畅，输卵管也会变得僵硬，输卵管黏膜纤毛被破坏，丧失运输功能。当临床上发现输卵管结核时，有半数以上患者的子宫内膜已受到结核杆菌不同程度的破坏。结核杆菌到达宫腔后，逐步侵蚀子宫内膜，导致宫内粘连、瘢痕形成，从而阻碍受精卵着床和发育。也可累及卵巢，导致输卵管-卵巢炎症形成，卵巢功能受损而不能正常产生卵子及排卵，从而造成不孕。

不孕不育患者别忘记排查结核感染

我国是结核病高负担国家，全国不孕不育人群中有较大比例是由结核感染导致的，所以所有不孕不育患者都应该筛查结核感染情况，结核感染T细胞斑点试验、泌尿生殖系统超声检查等更是必不可少。身体任何部位的活动性结核病都应该优先治疗，待治疗结束再考虑生育才是最正确的。

辅助生殖技术在泌尿生殖系统结核病患者中的应用

辅助生殖技术包括人工授精、体外受精-胚胎移植等。体外受精-胚胎移植，俗称试管婴儿，被认为是输卵管性不孕症的黄金标准方法，对女性生殖系统结核导致的不孕也是一种有效的治疗方法。然而因为结核杆菌对女性生殖系统的破坏是不可逆的，即使经过有效的药物治疗，使用了辅助生殖技术，患者的妊娠成功率仍然很低。早发现、早诊断、早治疗，可以避免盆腔器官出现永久性损害，挽救部分女性结核病患者的生殖能力。

辅助生殖技术可以用来治疗泌尿生殖系统结核病导致的不孕不育，那什么时候采用辅助生殖技术最合适呢？泌尿生殖系统结核病经治疗后病情稳定，活动性病灶完全吸收、痊愈，治疗步入巩固期时，输卵管再通术等技术就可以提前介入了，这对患者生育能力的挽救具有巨大的价值。但在抗结核治疗结束前，患者并不适合进行体外受精-胚胎移植的操作：一是此时精子和卵子并不健康；二是抗结核治疗期间药物对胚胎有一定的致畸作用；三是女性的身体并未处于最佳妊娠状态，从优生优育的角度来说，此时生育并不合适。

辅助生殖技术在结核潜伏感染人群中的应用

不孕不育患者需要排查结核感染情况，若是活动性结核病患者，则优先治疗活动性结核病，再选择合适时机采用辅助生殖技术。若是结核潜伏感染者，一般建议先进行针对结核潜伏感染的治疗，待完成疗程后再采用辅助生殖技术。若排除了结核感染，则可直接采用辅助生殖技术。

第 5 章

泌尿生殖系统结核病的日常生活指导

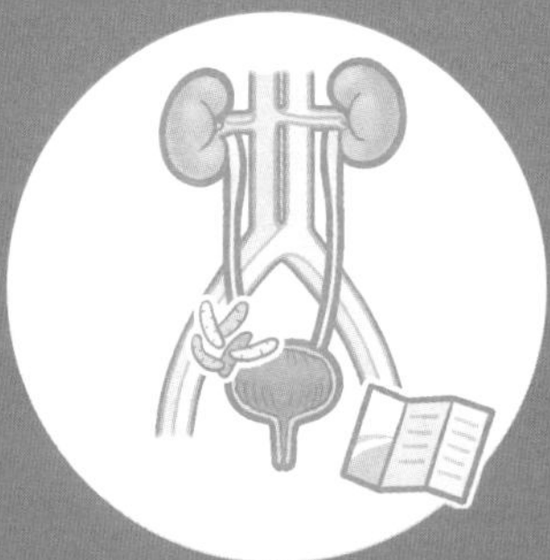

俗话说“三分治，七分养”，在泌尿生殖系统结核病的防治过程中“养”也占据着举足轻重的地位。在日常生活中“养”好自己，养成健康的生活习惯，在结核病的康复过程中起到至关重要的作用，因此结核病患者必须重视日常生活的调整。

第一节 >>>

泌尿生殖系统结核病患者的“衣”与“食”

结核病是一种慢性消耗性疾病，往往会导致患者营养不良和能量不足，因此泌尿生殖系统结核病患者应较常人更加注重“衣”与“食”。

衣

大多数泌尿生殖系统结核病为继发性结核病，这类患者容易由于全身营养和能量的消耗、自身抵抗力弱、天气的变化而发生其他感染，导致病情加重，所以更应该注重穿衣。应根据四季的冷暖变化来进行穿搭，冷了就添加衣物，热了就减少衣物。穿衣时以冷暖适中、宽松、柔软、轻便为宜。在寒冷的季节，应穿背心以保护胸腹部，并佩戴手套、口罩、帽子、围巾等御寒，以防感冒。在炎热的季节，应佩戴遮阳帽或撑遮阳伞，以防中暑。

此外，泌尿生殖系统结核病患者还应注意私处的护理，宜选择柔软、透气性好的内衣裤，建议每天更换清洗并杀菌消毒，若分泌物较多，则应增加更换内衣裤的次数。

食

泌尿生殖系统结核病患者饮食宜遵循“三高一低”原则，即高蛋白、高碳水化合物、高维生素和低脂肪，如可适当多吃鸡蛋、牛奶、豆制品、瘦肉、贝类食物、食用菌、新鲜蔬菜和水果等。食物应多样化，不偏食。

结核病急性期患者多有发热、食欲减退等不适症状，此时宜摄入清淡、营养丰富、易消化的食物，如稀饭、面条、牛奶、藕粉、梨汁、瘦肉汤等。待病情好转，食欲恢复后适当增加营养。

泌尿生殖系统结核病患者切忌暴饮暴食，忌辛辣刺激，禁烟酒，且进餐时间应与服药时间间隔至少 0.5 小时，即食物不宜与药物同服。

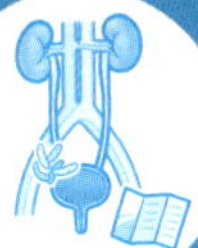

第二节 >>>

泌尿生殖系统结核病患者的“住”与“行”

结核病是一种传染病，患者得结核病后，其身边的朋友及家人或多或少都会心存芥蒂，有意或无意地疏远患者。这往往会导致患者在恢复期得不到最佳的调养，且会感到孤独，出现抑郁、自卑等心理健康问题，从而影响疾病的治疗。其实患者只要在“住”与“行”方面做好防护，就仍然能够享受正常人的生活。

在正式开始介绍“住”与“行”之前，我们先来了解一个概念——结核病的传染期。结核病的传染期一般为患者尚未得到治疗的时期，或结核病刚发生的2个月内，或耐药肺结核患者的排菌期。处于这个时期的患者仍能够排出结核杆菌，导致疾病的传播。因病情不同，每个结核病患者的传染期不尽相同，这就需要通过前面所讲解的检查手段来加以判断。

住

传染期

泌尿生殖系统结核病往往由其他部位的结核病继发而来，因此正常人应当与合并肺结核患者分居、分食。有条件者最好单独住一屋，无条件者至少应分床睡。居住房间应阳光充足，空气流通。定期用紫外线灯对居室及患者所用书刊、用具等进行消毒。床上用品应勤换洗，耐高温的布类物品应用开水烫洗。患者应与他人分开进餐，使用单独的餐具，使用后的餐具还应高温（煮沸）消毒。

结核病的主要传播方式是人与人之间的呼吸道传播，且主要的传染源是排菌的肺结核患者，因此单纯泌尿生殖系统结核病患者无须与家人分居、分食。但有个别案例报告显示，泌尿生殖系统结核病存在性接触直接传播的可能性，因此在治疗期间患者应避免性生活。

稳定期

稳定期患者由于传染性大大减低，可以和正常人一样生活。

行

传染期

合并肺结核患者应减少非必要的出行和运动，以休息为主，避免去人多的公共场所，避免乘坐公共交通工具等。如必须出行时，应佩戴医用外科口罩，保持良好的社交礼仪习惯，不随地吐痰。

单纯泌尿生殖系统结核病患者在该期仍存在一定的症状，应注意休息，因此不建议频繁出行。

稳定期

稳定期患者由于传染性低，身体机能大部分恢复，可以适度进行体力劳动、工作、学习和体育锻炼，并可以和正常人一样出行，但仍不可过度劳累，应保证每天充足的睡眠。因为一旦疲劳后，机体抵抗力下降，容易导致结核病复发。可以打太极拳、八段锦等，并常到户外呼吸新鲜空气，晒太阳。

第 6 章

结核病的预防

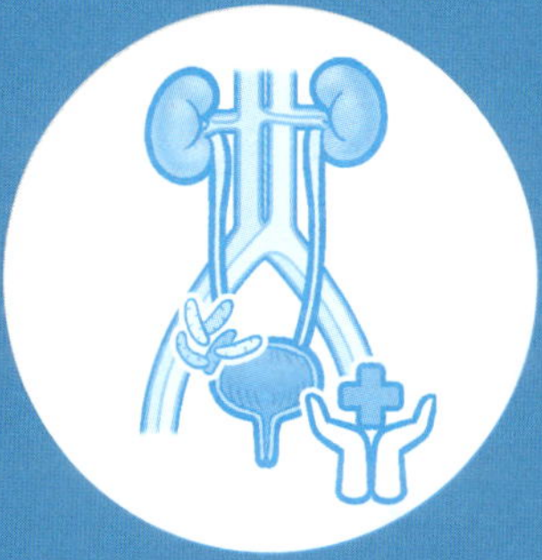

根据世界卫生组织发布的《2021年全球结核病报告》，2020年全球新发结核病病例987万例，较2019年略有上升；我国新发结核病病例84.2万例，位居全球第二，仅次于印度。因此，结核病防治工作仍然任重而道远。

任何传染病的防治都离不开三大要素：控制传染源、切断传播途径、保护易感人群。“预防为主，防治结合”是人类和传染病斗争多年后总结出来的重要方针，因此对于结核病的预防，我们同样需要重视。

第一节 >>>

卡介苗接种

卡介苗

卡介苗是一种用来预防结核病的减毒活疫苗，它是由法国科学家卡尔梅特和介朗分离的一株牛分枝杆菌经过13年230余次连续传代后获得的减毒疫苗株。已证实接种卡介苗对儿童粟粒型结核及结核性脑膜炎预防效果显著，重症结核发病率最高可减少92%。接种卡介苗的目的是让人体的免疫系统“记住”分枝杆菌的模样，当人型结核杆菌入侵时，免疫系统能尽快识别危险并启动抵御机制以清除病原菌。然而这“记忆”并不是终生的，一般认为卡介苗的保护作用能够维持10～15年，随着时间的流逝，疫苗诱导的保护效果会不断减弱直至消失。

预防要“从娃娃抓起”

新生儿及婴幼儿由于肺部先天免疫功能较弱，接触到结核杆菌后容易出现结核杆菌在体内大量生长、繁殖的现象，疾病进展较快，易发展为粟粒型肺结核和结核性脑膜炎等重症类型。因此，对于出生3个月以内的婴儿或结核菌素皮肤试验结果呈阴性的儿童，只要没有禁忌证，均需要接种卡介苗。如果由于特殊原因错过卡介苗接种，则符合以下条件者仍可以补种：

❶ 小于3月龄婴儿（无禁忌证、暂缓或不宜接种的情况）。

❷ 结核菌素皮肤试验结果呈阴性的3月龄至3岁儿童。

第二节 >>>
结核潜伏感染

识别结核潜伏感染

结核感染者中，将有5%～10%会发展为结核病患者，免疫功能低下人群、高危人群的发病风险更高。国内外有大量研究结果证实，预防性治疗对感染了结核杆菌的高危人群具有保护作用，是预防结核病的主要措施之一。对结核感染者开展预防性治疗是显著降低感染者结核病发病风险和发病率的直接手段，因此我们需要早期识别结核潜伏感染，了解结核潜伏感染的高危人群和重点人群，并启动结核潜伏感染的预防性治疗。

结核潜伏感染是指机体对结核杆菌抗原刺激产生持续的免疫应答，但没有任何活动性结核病的临床证据。其具体表现为结核菌素皮肤试验、重组结核杆菌融合蛋白试验或γ干扰素释放试验结果呈阳性，但肺部或其他器官及组织没有结核病可疑症状，且胸部CT检查结果中未见活动性肺结核病变特征，痰病原学检查结果呈阴性。

结核病与器官移植

器官移植是结核感染的独立危险因素之一，而活动性结核病往往会严重危害器官移植患者的生存。究其原因，是机体有一套自身识别体系——能够识别自体和非自体器官。当存在外来器官时，机体就会激活该体系，对外来器官产生免疫反应，从而导致器官移植失败。因此，为了提高器官移植的成功率，受体者往往需要服用抑制免疫反应的药物，这使得受体者得结核病的概率大大提高。

器官移植前的筛查和预防性治疗能够极大降低受体者得结核病的概率，因此我们推荐所有需要接受器官移植术的患者及提供器官的个体参照如下内容进行筛查：

❶ 有无既往结核感染病史。

❷ 有无活动性肺结核患者密切接触史。

❸ 有无活动性结核病相关临床症状，如咳嗽、咳痰、咯血等呼吸道症状，以及低热、盗汗、体重下降等全身症状。

❹ 细胞免疫学检查：γ干扰素释放试验、重组结核杆菌融合蛋白试验和结核菌素皮肤试验。

❺ 影像学检查：胸部高分辨CT检查和经临床医生判断需要

做的其他部位的影像学检查。

6 对免疫学检查结果呈阳性和（或）具有结核病相关影像学表现者，进行痰涂片抗酸染色、培养，以及相应样本的结核杆菌分子生物学方法检测等，以排除活动性结核病。

确诊为活动性结核病的患者，应进行规范的抗结核治疗，一般建议疗程结束后再进行器官移植，必要时根据病情需要在抗结核治疗的同时进行器官移植。如果供体来自活动性结核病患者，建议更换供体；如果没有其他选择，建议在供体者完成抗结核治疗后进行器官移植术，或者对受体者进行规范的抗结核治疗或预防性治疗。

结核潜伏感染者，应进行预防性治疗（见本章第四节），一般建议完成疗程后再进行器官移植，必要时根据病情需要在抗结核治疗的同时进行器官移植。如果供体来自结核潜伏感染者，建议更换供体；如果没有其他选择，建议对受体者进行预防性治疗。

第三节 >>>

结核潜伏感染的高危人群和重点人群

感染结核杆菌的人很多，但对所有人进行预防性治疗，不仅费用巨大，管理困难，还要承担严重药物不良反应的风险，因此需要确定结核潜伏感染的高危人群与重点人群，对这些人群开展预防性治疗，以降低结核病发病风险以及由发生结核病带来的危险。

高危人群

结核潜伏感染的高危人群是指由于存在某些危险因素，感染结核杆菌后发生活动性结核病的风险显著高于其他潜伏感染人群的人群，主要包括以下几类：

1. 与病原学检查结果呈阳性的肺结核患者密切接触的婴幼儿、青少年、老年人。
2. HIV感染者及其他有免疫缺陷疾病者。
3. 硅肺或肺尘埃沉着病患者。
4. 长期进行血液透析者。

❺ 长期接受抗肿瘤坏死因子治疗者。

❻ 长期使用免疫抑制剂者。

❼ 准备进行器官移植术的患者。

❽ 糖尿病患者或血糖控制不良者。

❾ 5年内未接受规范抗结核治疗的非活动性结核病患者。

❿ 其他经临床评估存在高发病风险者。

重点人群

结核潜伏感染的重点人群是指因为工作或居住环境等感染结核杆菌的风险高，发病后易导致社区传播的人群，主要包括以下几类：

❶ 学生及教职员工。

❷ 监管场所的工作人员及被监管人员。

❸ 医疗卫生机构的医务人员，特别是呼吸科、结核科、感染科、急诊科、儿科的医务人员。

❹ 其他经临床评估存在感染及高发病风险的人。

第四节 >>>

结核潜伏感染的预防性治疗

需要对结核潜伏感染的高危人群和重点人群采取抗结核化学药物或生物制剂预防性治疗等措施，以降低这类人群发生活动性结核病的风险。

化学药物预防性治疗方案（表6-1）

❶ 单用异烟肼，每天1次，疗程为6～9个月。

❷ 异烟肼和利福喷丁联用，每周2次，疗程为3个月。利福喷丁对儿童的疗效和安全性的研究数据有限，该方案建议5岁以上人群使用。

❸ 异烟肼和利福平联用，每天1次，疗程为3个月。

❹ 单用利福平，每天1次，疗程为4个月。实验室确认的对异烟肼耐药或其他不宜使用异烟肼者，可接受4个月的利福平治疗方案。

对于要进行器官移植或用抗肿瘤坏死因子进行治疗的患者及无家可归者，疗程较短的治疗方案更为合适。

表6-1 结核潜伏感染化学药物预防性治疗方案

治疗方案	药物	剂量				用法	疗程
		成人/(mg/次)		儿童			
		体重＜50 kg	体重≥50 kg	体重/kg	最大剂量/(mg/次)		
单用异烟肼	异烟肼	300	300	10	300	每天1次	6～9个月
异烟肼和利福喷丁联用	异烟肼	500	600	10～15	300	每周2次	3个月
	利福喷丁	450	600	10（＞5岁）	450（＞5岁）		
异烟肼和利福平联用	异烟肼	300	300	10	300	每天1次	3个月
	利福平	450	600	10	450		
单用利福平	利福平	450	600	10	450	每天1次	4个月

生物制剂预防性免疫治疗方案

目前市场上可供使用的产品为注射用母牛分枝杆菌，适用于15～65岁的结核潜伏感染者。

规格：复溶后1 ml/瓶。

剂量：每次每人用的剂量为1 ml，内含母牛分枝杆菌菌体蛋白22.5 μg。

用法：每次用1 ml灭菌注射用水稀释本品1瓶，摇匀后于臀部肌肉深部注射。

根据产品说明书，推荐每次给药1瓶，间隔2周给药1次，共给药6次。

第五节 >>>

泌尿生殖系统结核病的高危因素

泌尿生殖系统结核病属于肺外结核病中的一类，大部分继发于肺结核，但并非所有肺结核患者都会伴发泌尿生殖系统结核病。对于具有哪些风险因素的患者更容易伴发泌尿生殖系统结核病这一问题，国内外的学者尚未达成一致的观点。根据相关文献以及临床经验，笔者认为存在以下风险因素的患者可能更易伴发泌尿生殖系统结核病。

免疫功能受损

提高人体自身免疫力是控制结核病进展的最好手段之一。自身免疫功能受损的患者，如艾滋病患者、白血病患者、器官移植术后患者等，往往更容易伴发泌尿生殖系统结核病。

基础疾病

合并糖尿病、肝硬化、终末期肾病等基础疾病患者，自身免疫功能也往往受损，因此容易伴发泌尿生殖系统结核病。同时，若是长期进行腹膜透析或血液透析的终末期肾病患者，往往存在人为孔道，更易伴发泌尿生殖系统结核病。

耐药结核病

耐药结核病患者的结核杆菌对一线抗结核药物（如异烟肼、利福平等）具有抵抗性，同时这一类患者往往存在有效治疗延迟或得不到有效治疗等情况，更易伴发泌尿生殖系统结核病。

不良生活习惯等

生活习惯不良者（如酗酒者、吸毒者等）、老年人、儿童、女性、营养不良者等均可能伴发泌尿生殖系统结核病。

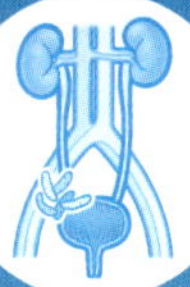

附录 >>>

泌尿生殖系统结核病常见问题

1 哪些人易患结核病？

抵抗力低下的人群是结核病的易感人群，包括婴幼儿、老年人、人类免疫缺陷感染者、硅肺患者、免疫抑制剂使用者、慢性肾脏病等慢性疾病患者、血糖控制不理想的糖尿病患者、刚移居到某地的居民，以及居住环境拥挤、营养不良者。

2 是不是所有结核病都具有传染性？

不是所有类型的结核病都具有传染性，也不是所有结核病患者都具有传染性。相对来说，肺结核的某些类型常常具有传染性，而单纯肺外结核（如泌尿生殖系统结核病）则不具有传染性。

由于肺脏与外界相通，在肺结核发展、恶化或形成空洞的过程中，病变中的结核杆菌大量繁殖，通过支气管排出体外，造成结核杆菌传播。这样排菌的肺结核患者才具有传染性。当患者治愈后，他就不再具有传染性了。用来衡量和判断患者是否具有传染性最简便、最可靠的检查就是痰涂片抗酸染色。如果结果呈阳性，则认为患者具有传染性，或称之为传染源。传染性肺结核患者传染性最强的时间是在发现及治疗之前，因此应当重视早期发现和正确、及时治疗传染源。

3 身边有人得了结核病，我需要做什么？应该如何避免被传染呢？

若身边有肺结核患者，或与肺结核患者有较密切的接触，则要注意防护和体检。若有不适症状，就要尽快体检；若没有不适症状，也应该定期做检查（每6个月或1年1次），如做胸部CT检查。若因接触患者而导致PPD试验结果呈强阳性，则应及时到结核病医院或结核病防治所就诊，必要时进行预防性治疗。

对于健康者来说，身边有结核病患者时，应做到以下几点：

❶ 接种疫苗，这是预防疾病的一种有力武器。在我国，新生儿免费接种卡介苗，这可以有效预防儿童重症结核病的发生，但接种后的儿童仍不能完全避免

被传染。

② 房间要经常开窗通风，尤其是人员密集的场所，如教室、集体宿舍等。

③ 当要进入高风险场所如医院、结核科门诊时，建议佩戴医用防护口罩。

④ 提高自身免疫力。虽然结核病是一种传染病，很多人都会感染结核杆菌，但感染者一生发生结核病的概率只有10%。感染者发病与否与其免疫力强弱密切相关。所以，我们要养成良好的生活作息习惯，做到饮食均衡、劳逸结合，保证充足的睡眠，保持愉悦的心情，提高自身免疫力。一旦患有影响免疫力的疾病，一定要定期筛查结核病。

4 结核病会遗传吗？

结核病是一种传染性疾病，不是遗传性疾病，所以不会遗传给下一代。但是常见结核病发病呈现家族聚集的现象，这是由共同生活、密切接触引起感染所致的，而不是由遗传因素所致的。

婴儿的先天性结核病与母体妊娠期患有结核病有关，是在母体子宫内感染的结核病。

5 泌尿生殖系统结核病有传染性吗？泌尿生殖系统结核病患者可以同房吗？

泌尿生殖系统结核病患者的尿液和分泌物中可能有结核杆菌，具有一定的传染性。尿液可以在卫生间形成气溶胶，对吸入者而言有一定的感染风险。通过直接接触尿液或分泌物导致皮肤、黏膜感染的风险不高。不建议活动性泌尿生殖系统结核病患者同房。需要注意的是，很多泌尿生殖系统结核病患者可能同时合并活动性肺结核，活动性肺结核患者的传染性比较强。活动性肺结核患者在咳嗽、打喷嚏、大声说话时喷出带有结核杆菌的飞沫，飞沫会在相对封闭的空间内以气溶胶的形式长时间悬浮在空气中，从而感染吸入者。

6 泌尿生殖系统结核病会影响性功能吗？

功能完善的性器官才能分泌及保持正常水平的性激素，以维持正常的性功能。所以，泌尿生殖系统结核病多少都会影响性功能，但是患者也不必过分担心，早期、规范的抗结核治疗能在最大程度上保证性器官在器质及功能上的完善性。只有与结核病科、泌尿外科、妇产科专业医生密切配合，才能获得理想的预后。

7 泌尿生殖系统结核病患者能生育吗?

泌尿生殖系统结核病患者即使经过一段时间的规范治疗，没有传染性，病情好转且相对稳定了，在没有完成足疗程的治疗前也建议暂缓怀孕计划。一是因为未完全治愈的泌尿生殖系统结核病患者的生殖功能是不健全的，男性患者的精子数量有限、功能有缺陷；而女性患者的生殖系统还没有具备良好的妊娠能力，并且妊娠过程对女性身体各个系统都有巨大影响，如新陈代谢加快，内分泌发生变化，心肺负担加重，妊娠早期出现恶心、呕吐等反应，这些都会影响身体对营养的吸收和利用。在这样的情况下强行怀孕，易出现流产、早产、胎死宫内等不良妊娠结局，孕妇也可能会发生严重的血行播散性肺结核、脑结核等而必须终止妊娠，或生命会受威胁。二是因为在抗结核治疗过程中，药物的致畸作用会导致精子、卵子发育异常，也极易导致胎儿发育异常。所以，从优生优育的角度考虑，在结核病没有完全治愈之前，不建议患者盲目备孕。

8 怀孕后发现自己得了结核病怎么办？

假如患者在怀孕后才发现自己得了结核病，发现时若怀孕不到2个月，则首先应考虑终止妊娠；若已怀孕3个月以上，则应征求妇产科和结核科医生的意见。如果结核病不严重，患者没有其他器官的合并症，可以耐受妊娠和分娩的负担，且胎儿发育正常，则患者可以继续妊娠，并继续进行抗结核治疗，但必须在医生的严格指导下慎重用药，因为有些药物有致畸作用。如到临产时结核病仍未痊愈，产后患者应尽量避免哺乳，否则会加重身体负担，导致病情恶化，治愈时间延长。产后患者应进行一次全面检查，以观察病灶好转程度及结核杆菌是否有播散。

9 停药多久后可以备孕？

要考虑身体各方面功能和各个脏器功能有没有恢复到最佳状态，因为长时间的抗结核治疗对肝、肾功能等均有一定的影响，待药物代谢完全后再备孕也不迟。此外，生殖细胞，包括男性的精子和女性的卵子通常代谢更新较慢，药物的影响在短时间内难以完全清除，需待受影响的精子和卵子完全排干净后再备孕，这个时间可能需要3～6个月。

很多时候，生殖系统结核可能导致男性输精管受损，从而无法有效排出正常的精子，或影响女性输卵管的通畅性，使受精过程无法有效完成。所以，在生殖系统结核的治疗过程中，要提前考虑到以后生育功能的保留和维持，可以在早期请辅助生殖科医生协同诊治，在抗结核治疗的同时保证生殖功能的重建。

若确因生育功能受损严重，无法自然受孕，经辅助生殖科医生评估后，可早日采用辅助生殖技术来满足生育的愿望。